退院後の暮らしを「−（使い勝手が悪い）」から「＋（ほしい暮らし）」に変える。

REHABILITATION LIFE

暮らしのリノベーション
住宅改修と住環境整備 **7つの新常識**

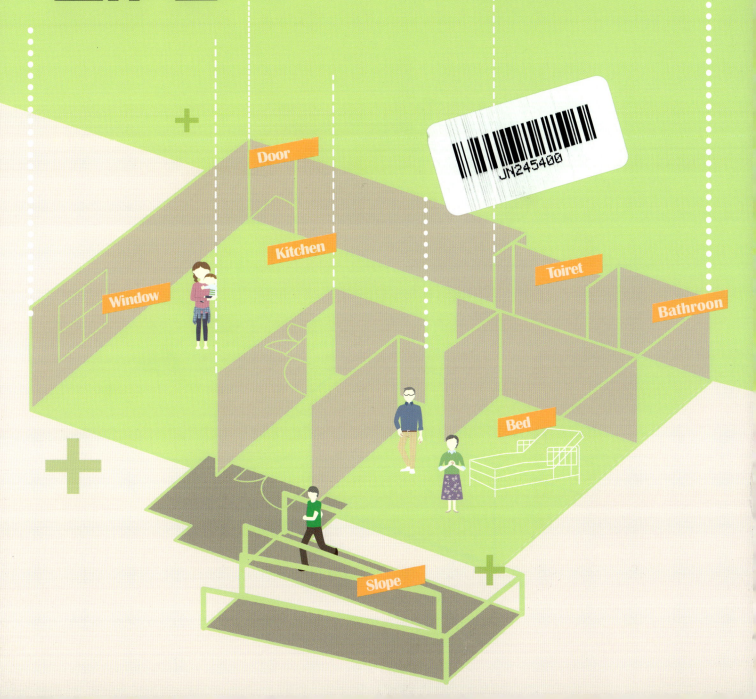

かぞくが基準。

こどもたちといっしょに気持ち良く暮らせる家
障がい＝バリアフリーは、ちょっとおやすみなMYHOUSE。

医療的ケアあり、全介助の長女、元気いっぱい次女と暮らすおうち。おうちを建てるときは、自分の作りたいイメージを伝えることを優先して、機能は後付け。成長してから起こり得るかもしれないことは、いっぱい考えたけど、おうちを建てるときに必要ない機能はすべて排除しました。玄関も、小上がりも、きっちり段差があるので、完全バリアフリーなおうちではありません。次女も、のぼったりおりたり楽しんで、ママたちは小上がりに座ったり。障がい＝バリアフリーは、ちょっとおやすみなMYHOUSEです（写真・文＝ひらやまけいこ）。

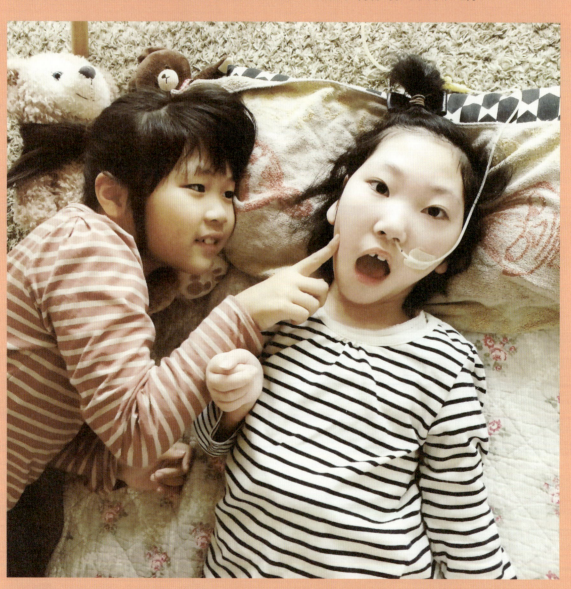

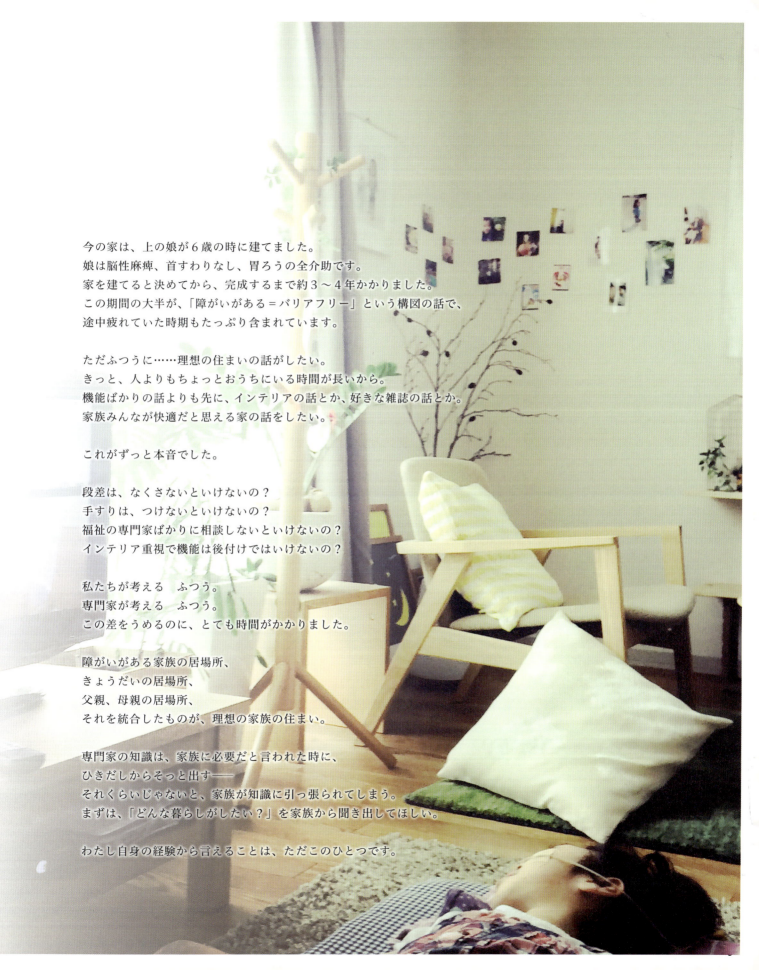

今の家は、上の娘が6歳の時に建てました。
娘は脳性麻痺、首すわりなし、胃ろうの全介助です。
家を建てると決めてから、完成するまで約3〜4年かかりました。
この期間の大半が、「障がいがある＝バリアフリー」という構図の話で、
途中疲れていた時期もたっぷり含まれています。

ただふつうに……理想の住まいの話がしたい。
きっと、人よりもちょっとおうちにいる時間が長いから。
機能ばかりの話よりも先に、インテリアの話とか、好きな雑誌の話とか。
家族みんなが快適だと思える家の話をしたい。

これがずっと本音でした。

段差は、なくさないといけないの？
手すりは、つけないといけないの？
福祉の専門家ばかりに相談しないといけないの？
インテリア重視で機能は後付けではいけないの？

私たちが考える　ふつう。
専門家が考える　ふつう。
この差をうめるのに、とても時間がかかりました。

障がいがある家族の居場所、
きょうだいの居場所、
父親、母親の居場所、
それを統合したものが、理想の家族の住まい。

専門家の知識は、家族に必要だと言われた時に、
ひきだしからそっと出す——
それくらいじゃないと、家族が知識に引っ張られてしまう。
まずは、「どんな暮らしがしたい？」を家族から聞き出してほしい。

わたし自身の経験から言えることは、ただこのひとつです。

長女と次女、ふたりから学ぶことは数え切れません。バリアフリーは家族の生活が基準。なんにおいてもこれが私のテーマです。

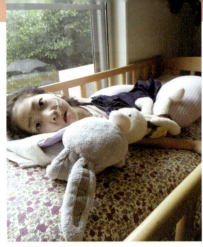
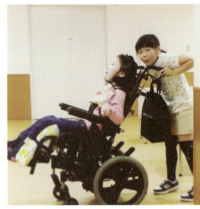
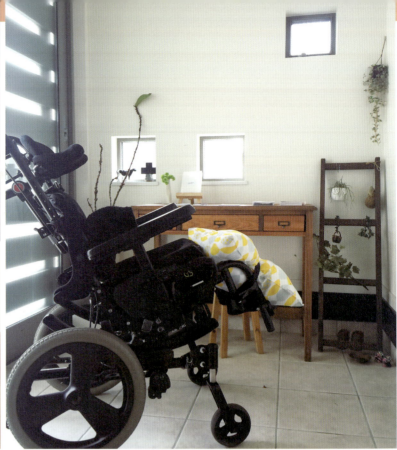

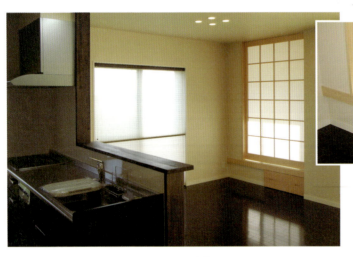

小上がり。約4畳半ほどのスペースで、キッチンから真正面に見える場所につくりました。元気な時も、ちょっとゆっくりする時も大活躍です。おむつや、急変時に対応するグッズたちを入れる場所が欲しくて、下に収納を作りました。ここの段差はちょっと高め。そばでちょっと座れるように。これがまた、使いやすいです！

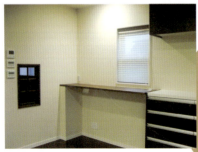

キッチンから寝室が見えるように小窓を付けました。小窓の横の棚は、PCコーナー。ゆっくり座ってする時間はないから、立ちPCスタイルにしてもらいました。

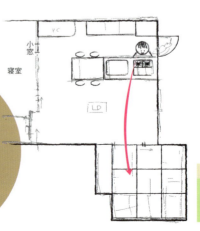
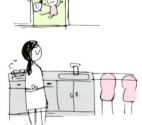

Thips
キッチンからでも和室の様子が確認できる間取り

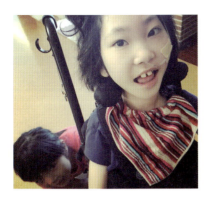
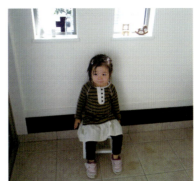
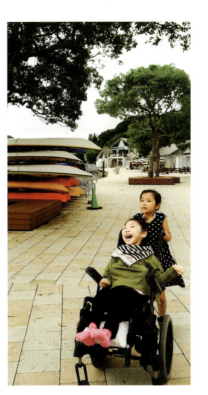
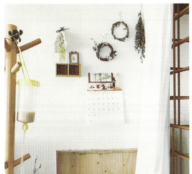
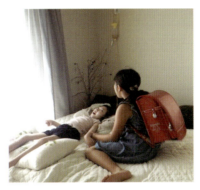
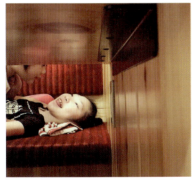
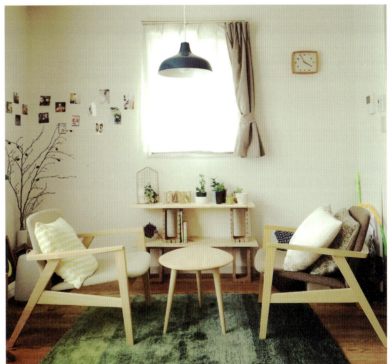
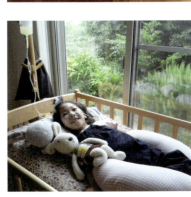

理想の暮らしは、十人十色。ひらやま一家の暮らし方は、私たちに住環境整備で大切な考え方「暮らしをリノベーションする」ことへのヒントを伝えてくれます——

文・写真　ひらやまけいこ
娘が産まれて入退院を繰り返す日々の中、入院中に出会った先輩ママと、NPO法人cocolonという団体を作りました。障がいや病気を持つこどものいるご家族たち、障がいや病気とのつながりのない方々と一緒に活動をしています。「同じ立場だからわかること」や「違う立場だからみえること」を、一緒に共有していきたいと……福岡県北九州市にてゆっくり活動中です。
https://m.facebook.com/cocolon2u/

はじめに

（監修）
池田由里子

「これまでにない視点や切り口を加えた住環境整備の実用書」、そのような思いで本書の企画執筆に取り組んできた。そこには3つの特徴がある。

① 「リハビリテーション（PT、OT）×建築×インテリア」という要素から考える環境整備
② 「想像を超える豊かな暮らし」をされている当事者やそのご家族に執筆していただいたり、取材させていただいたりして、読者へその「世界観」を提示
③ 久保田氏が本書のために考えたコンセプト「暮らしのリノベーション」、池田が提唱している「インテリアリハビリテーション®」から導かれた本書のタイトル『リハビリテーション×ライフ』という概念

　福祉住環境整備とは、住まいだけでなく"暮らしや人生"をリハビリテーションする、すなわち再び適切にすること（再適化）、さらに不便を解消するだけでなく本当に欲しい暮らしを手に入れること（最適化）。それらを目指すべく「7つの新常識」として考え方やノウハウをまとめ、その人らしさを彩るインテリアのアイデアや手法についてはコラムやトピックスで解説した。
　本書を活用して、住環境整備の新たな捉え方を意識し、その質の向上に役立ててほしい。

（監修）
久保田好正

本書は、従来の住宅改修の考え方やノウハウの先にある「暮らしのリノベーション」の手法により、想像を超えたゴールに到達するために書かれたものである。

　「暮らしのリノベーション」とは、老朽化した設備を交換するマイナスからゼロにリフォームすることではなく、マイナスからプラスへと新たな付加価値を提案することである。

　これはリハビリテーションの概念とも相通じる。機能改善によりマイナスからゼロに近づけることは必要だが、完全に元どおりにならないことも多い。しかし、環境整備により暮らしの多様性を生み出し、マイナスの状態をプラスへ引き上げることは可能である。そしてその多くは、私たち専門職のバリアフリーの発想を超えた多彩な暮らしへとつながっていく。

　本書の執筆にあたり、地域で実践的かつ先駆的な活動をしている専門職のみならず、私たちに多くの示唆を与えてくれる多くの当事者の皆さんのご協力をいただいた。リハビリテーション・建築・まちづくり・当事者の想いなど、多角的な視点で書いた本書が、私たち自身の発想と視点をリノベーションし、次の時代に求められる専門職の手引きとなることを願ってやまない。

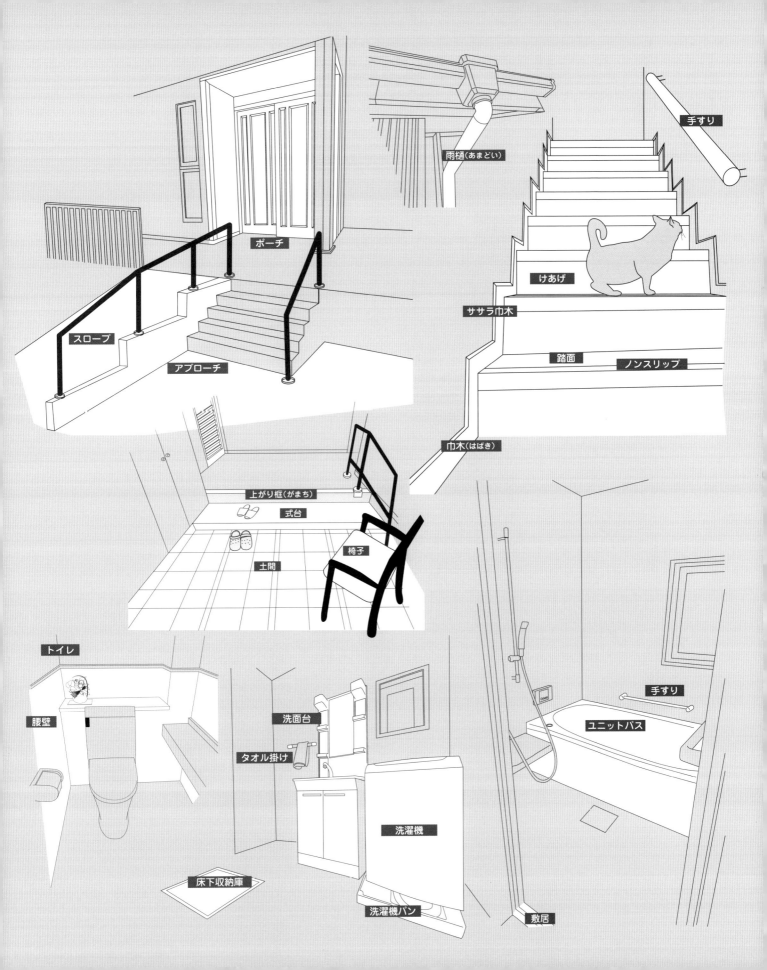

REHABILITATION LIFE

| 目次 |

| グラビア |

かぞくが基準。

| 新常識 1 |

暮らしのリノベーション

これからのセラピストの役割とは？

今までとこれからのリハビリテーション …………………… 12

私たちリハビリテーション専門職は、何を売るのか？… 14

バリアフリーからリノベーションへ ………………… 16

これからのリハビリテーション ………………………… 18

エリアリノベーション ……………………………… 20

あらゆる手段でほしい暮らしをつくること ……………… 22

| 新常識 2 |

地域で活動するための「作法」

病院生活を押し付けるのは
地域での無作法

いま、地域で起きていること ………………………… 28

病院スタッフの心得 ………………………………… 30

在宅スタッフの心得 ………………………………… 32

病院・在宅スタッフの連携の心得 …………………… 34

最小限で最大効果を生み出す地域での「作法」… 36

| 新常識 3 |

今までとこれからをつなげる退院支援

連携なき退院支援からの卒業

退院支援の現状と課題 ……………………………… 52

これからの退院支援 ………………………………… 54

退院支援の実践例（リピーター） …………………… 56

みなさんの地域で退院支援の流れをつくるポイント

…………………………………………………… 58

| 新常識 4 |

「生活」から「暮らし」へ変えるリハ視点

暮らしを捉えるために視野を広げる

「知る」作業から見えてくる暮らしの幅の広さ ……………… 66

「予想する」作業から見えてくる暮らしのリアルさ …………… 69

「提案する」作業から見えてくる暮らしの選択 …………… 70

「適合」する作業から見えてくる暮らしの再建 …………… 72

「伝える」作業が見えてくる暮らし再建への責任 …………… 74

地域で暮らしていく意味を考える …………………… 78

（事例 1）脳腫瘍、両下肢麻痺 ……………………… 80

（事例 2）脊髄動静脈奇形、頚髄損傷（不全麻痺）……… 83

（事例 3）バージャー病、両下腿術後切断・左手指切断 … 86

| 新常識 5 |

知っておきたい建築の知識・技術

建築「ソコのトコロ」

暮らしに「ちょうどいい」を「建築」で創る ………… 100
建築士からの視点、住環境整備 …………………… 101
そうか、家ってこうだったんだ！
　玄関周辺……………………………………… 103
　トイレ………………………………………… 107
　浴室周辺……………………………………… 109
　キッチン……………………………………… 113
　階段…………………………………………… 115
　廊下…………………………………………… 118
聞いたことあるかも!? 建築ギョーカイ用語 …… 119
さまざまな職人たち ………………………………… 120

| 新常識 6 |

住環境整備の具体例

ここを、こうした。住環境整備事例集

1. 在宅介護を楽に安全に …………………… 132
2. 突然、「難病ですよ」と言われて ………… 136
3. 介助、移動が楽な浴室 …………………… 138
4. 脳梗塞からの在宅復帰 …………………… 140
5. 老老介護の負担軽減 ……………………… 142
6. 家族が見守りやすいカタチ ……………… 145
7. 障害があっても「自立」した暮らし ……… 147
★「20万円以内」ではじめるリノベーション事例 … 150
★住宅解剖論………………………………… 155

| 新常識 7 |

想像を超える多彩な暮らし

バリアフリーを超えたリノベーション事例

上杉家の暮らし …………………………… 162

| コラム・トピックス |

（コラム）住まいの「インテリアリハビリテーション」… 25
1. その人を見る ……………………………… 43
2. 人生のコンセプトをデザイン化する……………… 44
3. 整理収納―整理収納の考え方と実践方法 ……… 60
4. 高齢者の視覚特性に配慮した色彩計画 ………… 92
5. 美しい飾りで暮らしを演出 ……………………… 96
6. 北欧高齢者住宅に学ぶ豊かな暮らしのヒント …… 124
7. 高齢者家具と住まいの体験型モデルルーム……… 126
8. 福祉用具で未来への扉を開く …………………… 129

巻末コメント……………………………… 170
著者略歴…………………………………… 174
奥付………………………………………… 176

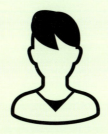

| 新常識1 | 暮らしのリノベーション

これからのセラピストの役割とは？

久保田好正 / 作業療法士・二級建築士　提案家

> ⋯ これまで » 保険制度に守られた、機能訓練重視のセラピスト
> ❗ これから » どこでも強みを発揮できる視野の広いセラピスト

　世界でも類を見ない規模の超高齢社会を迎えようとしている日本。その最前線に立つリハビリテーション専門職は、時代や社会からどのような役割が求められるのだろうか？
　私たちセラピストは、医療保険・介護保険の制度の変化に追われるのではなく、時代を作る視点と行動が必要となる。これからは、失われた機能を回復する機能訓練にとどまらず、新しい価値を生み出す「暮らしのリノベーション」の考え方により、個別支援や住環境整備、まちづくりへの参画が望まれる。

[新常識]
今までと
これからのリハビリテーション

2025年、日本は団塊世代が後期高齢者となり、
世界でも類を見ない超高齢社会を迎える。
現在の高齢者と若者の割合は約1：3だが、
高齢社会のピークを迎える2050年には、
高齢者と若者の割合はほぼ1：1となる。肩車社会という、想像すら難しい時代を迎えようとしている。
これらの状況を、多くの新聞やニュースなどでは「2025年問題」として捉えている。
私たちリハビリテーション専門職はそれらの最前線に立ち、
社会からどのような役割を期待され、
どのような「これからのリハビリテーション」を構築していくべきだろうか。
1981年にWHO（世界保健機関）は、リハビリテーションを
「能力低下やその状態を改善し、障害者の社会的統合を達成するためのあらゆる手段を含んでいる」
と定義している。
これはつまり、あらゆる手段を使って、その方の社会参加や"ほしい暮らし"を実現することである。
医療保険や介護保険の前に、リハビリテーションの概念が存在している。
保険点数や制度に追われる現実がありつつも、
本来のリハビリテーション定義を時代の変化にあわせて
「これからのリハビリテーション」をつくることが、私たち専門職の役割ではないだろうか。

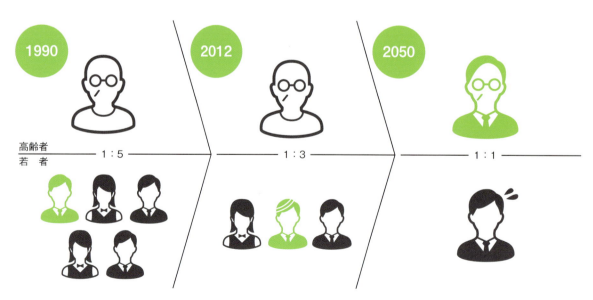

| 図 1-1 | 世界史上最速、最大規模の超高齢社会

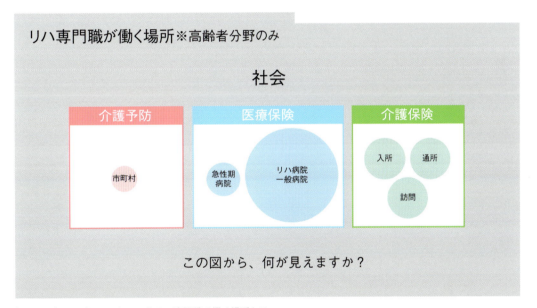

図1-2 | リハビリテーションとは、専門職の働く場所とは

「これから」という未来を語るには、まず「現在」の私たちを考える必要がある。リハビリテーション専門職の多くは、医療保険での病院勤務や、介護保険での訪問や施設などで働いている。介護予防領域の市町村や地域で活動する専門職は数少なく、医療保険や介護保険など制度の枠の中で働いている現状が浮かび上がっている。

医療保険では、急性期・回復期の時期別、疾患別アプローチの考え方に基づき、効果的かつ効率的で早期退院を目指す専門分化した流れが顕著になっている。

介護保険では、在宅推進の切り札の1つとしてリハビリテーションを位置づけている。「活動と参加」をキーワードに、社会への参加を視野に入れた暮らしの構築を推し進めており、私たちに期待される役割は高まっているといえるだろう。

その反面、現場のリハビリテーション専門職は、医療・介護保険の制度改革への対応や加算などに追われ、社会やクライエントに期待される役割や、専門職として社会に提案する自由を見失ってはいないだろうか？

[新常識]
私たちリハビリテーション専門職は、何を売るのか？

**クライエントや時代が
私たち専門職に期待する役割とは何だろう**

病院、通所、入所、訪問、介護予防、保険外サービス——
働く場所や目的は違えども、クライエントや時代に求められる役割を果たさなければ、
存在することは難しくなる。
「買い手によし、売り手によし、世間によし」
クライエントにとっても、サービス提供者にとっても、世間や時代にとっても、
よいサービスが経営の核心であると、『三方よし』で知られるかつての近江商人たちは説いている。
また、経営の神様と呼ばれるピーター・F・ドラッカーは
「クライエントの創造」が企業の目的であるとしている。
つまり、クライエントは自身の欲求について知らない。
たとえば、馬車から自動車への普及に大きな影響を与えたヘンリー・フォードは
「もしクライエントに望むものは何か？と聞いたら
『もっと速い馬がほしい』と答えていただろう」と示唆に富む言葉を残している。
つまり、「クライエントの創造」とは潜在化しているニーズを掘り起こし、
クライエントにも、時代にも喜ばれるサービスを作っていくことであるといえる。

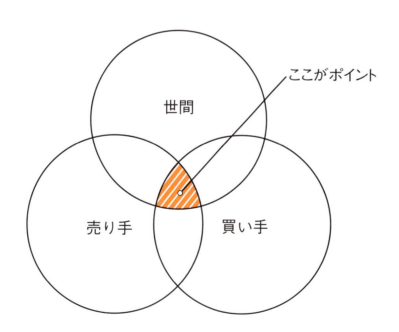

三方よし：売り手によし、買い手によし、世間によし

| 図1-3 | 社会、クライエント、われわれセラピストそれぞれの潜在ニーズを掘り起こす

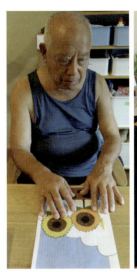
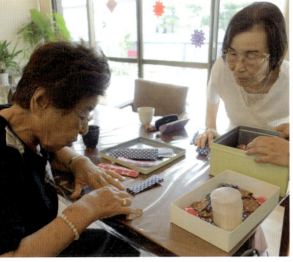

|写真1| クライエントの「こうしたい」という想いに対して、寄り添える専門職でありたい。

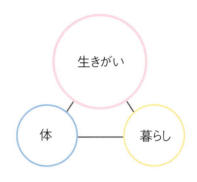

|図1-4| 身体の機能改善だけで暮らしは豊かにならない。しっかりとした「生きがい」が見つかることで、相互的に暮らしが良くなっていく

「自分の生きがい」価値を見出せるサービスを提供していくことが課題

介護保険の改正により、「活動と参加」という視点がリハビリテーション専門職へ期待される役割として打ち出された。2017年の段階では、活動=日常生活動作や日常生活関連動作の獲得、参加=通所リハや訪問リハ卒業後にデイサービスへつなげることが一例と紹介されている。リハビリテーションとは、「あらゆる手段で社会参加を目指す」という理念から考えると、まだまだ発展途上であると言わざるをえない。

では、私たち専門職は時代や社会、顧客であるクライエントが求める潜在的なニーズをどのように捉え、具体的なサービスへと展開していくべきだろうか。「歩けるようになりたい」「手が動くようになりたい」「痛みを減らしたい」など、顕在的なニーズに対して機能改善を行うことは重要だが、改善には限界があり、潜在的なニーズをとりこぼしている可能性にも気がつく必要がある。

筆者が訪問リハや通所リハで勤務していた頃、クライエントから「歩けるようになったけど、行きたい場所がない」「家でやることがなく、テレビを見て1日過ごしている」「時間はあるけど、何も生きがいがなく、ぼーっと過ごしている」などの潜在的なニーズを聞き、機能改善だけでは暮らしが豊かにならないことに気がついた。

そこで筆者は活動と参加、生きがいづくりに特化した「ソーシャルデイひと花」を2014年に山梨県で設立した。同施設では、麻痺や筋力、耐久性やバランスの改善を図る機能練習を行うのはもちろん、作業活動を積極的に取り入れて楽しみながら生活機能の改善を図っている。

ニーズが顕在化している方は少なく、多くの方は聞き取りや興味関心チェックシートなどを活用し、やりたいことや諦めてしまったことを探る。片麻痺や盲ろうの方が孫のために、入学祝いとして貼り絵を手作りし、プレゼントしているなど、クライエントは誰かのために役に立つことが生きがいにつながると考える。潜在的なニーズとして、人は誰かの役に立ちたい、人や社会との関係性の中で自分の存在価値を確認したいと望んでいると感じる。

麻痺があっても、認知症があっても、誰かに喜んでもらうことで自分の生きがいにつなげる社会。

それが私たちの目指す社会参加の1つの形であり、リハビリテーションである。

[新常識]
バリアフリーからリノベーションへ
ほしい暮らしを実現する「-」を「+」にする価値を生み出す

住環境整備という言葉を聞くと、バリアフリーやリフォームという言葉が浮かんでこないだろうか？
バリアフリーとは、車いすでも移動しやすいように段差をなくし、
手すりをつけて立ち上がりやすく、
開閉が楽な引き戸へ変更をするなど、暮らしの安全を作る基本的な視点である。
リフォーム (reform) とは、
悪い状態からの改良を意味し、老朽化や破損、汚れた状態を直し、綺麗にすることを指す。
寒い浴室を暖かい構造のユニットバスに入れ替えたり、古いキッチンを新しく使いやすい設備にしたり、
いわば使いにくい（- マイナス）をゼロにする視点である。
最低限の安全性や快適性を担保する重要な手法だが、
これからは、マイナスをプラスにする、新たな価値（+ プラス）を生み出すリノベーションの視点が必要である。

リノベーション（renovation）とは、革新や刷新を意味し、
マイナスからプラスへ新たな価値を生み出すことを指す。
たとえば、荷物が溢れかえる工場だった建物を快適な居室空間によみがえらせる（図 1-5 〜 7）など。
バリアフリーのような、誰でも安心して住まうことのできる安全性や利便性は基本機能としてあり、
その先の「ほしい暮らし」を空間として実現する新たな価値を提案するものである。

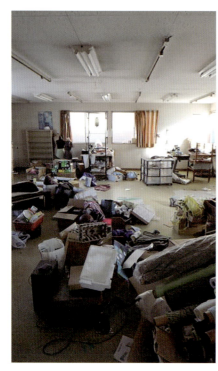
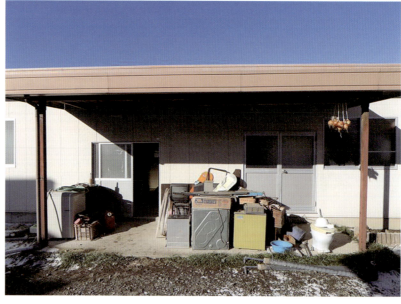

| 図 1-5 |
しばらく使われていなかった倉庫は荷物置き場となり、素人目には、ここが快適な場所になるとは想像もできない状態であった。

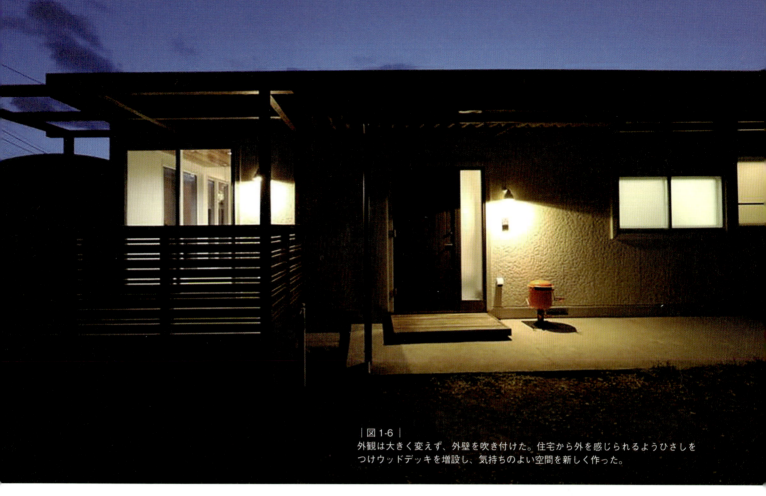

| 図 1-6 |
外観は大きく変えず、外壁を吹き付けた。住宅から外を感じられるようひさしを
つけウッドデッキを増設し、気持ちのよい空間を新しく作った。

「-（暮らしにくい）」から「＋（暮らしたい！）」提案をしていくには

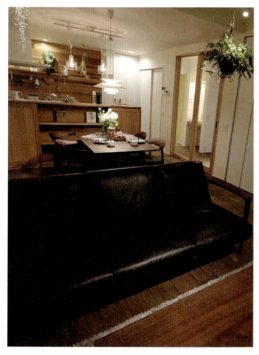
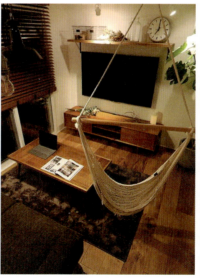
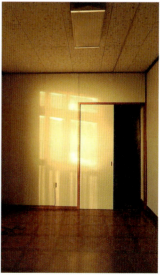

| 図 1-7 |
経年劣化した内装や、使いにくい間取りをリノベーション。床・壁・天井の仕上げを
変えるのはもちろんだが、ライフスタイルの変化に合わせた間取りの変更も行った。
遊び心でハンモックを提案することも。

[新常識]
これからの
リハビリテーション

2025年や2050年を見据え、時代は大きく動いている——

　病院はより効果的・効率的なアプローチを求める専門分化により、早期退院の方向へと進むと考えられる。介護保険では、「自己選択・自己決定」を基盤に自立した在宅生活や、社会参加を視野に入れたリハビリテーションがますます重要になる。介護予防では、地域包括ケアシステムにあるような、住民が歩いていける場所に運動や交流など介護予防を図る地域の拠点が運営されていくだろう。

　日本全国で過疎・空き家・高齢化など社会課題を解決するまちづくりが進んでおり、社会参加を視野に入れるリハビリテーションにとって親和性の高い活動だといえる。地区、市町村が介護予防事業や介護保険サービスを展開するときに、この地区の資源は何か、足りないものはあるか、どのようにして本人や家族の活動と参加につなげるのかを真正面から向き合う必要が出てくる。それはつまり、地域包括ケアシステムをリハビリテーションの視点で読み解くことともいえる。

　県の単位では、それぞれの市町村の地域資源やサービスなどの片寄りに気づくことで、どのように今後の地域を考えるか、各地域の仲間とどのようにつながるかを必然的にリハビリテーションの視点で考えるようになる。その先には、日本全国で元気な地域や仲間の活動が気になり、お互いにつながりあう中でこれからの日本をどうしていきたいかを考えるようになる。さらにその先には、課題先進国である日本が解決してきたノウハウをどのように世界の国々へ届けるかを考えるようになる。

　つまり、それぞれの現場は世界へとつながる道でもあるといえるのだ。

　筆者は山口県阿武町でまちづくりを行っているstudio-Lの村岡詩織さんからの依頼で「時を重ねることに向き合う」というテーマで、介護予防から住宅改修、空き家問題、エリアリノベーションへと、個人の体から家族や世帯、地区、まちづくりへとつながるワークショップを開催した。すでに住民の皆さんは、空き家をリノベーションしたバー（図1-9）や「ミニ四駆」（図1-10）で子供も大人も楽しめる居場所を作っている。さらに、有名な映画に倣い若手男子がシンクロナイズドスイミングをする「阿武ウォーターボーイズ」（図1-11）を結成。本格的に活動を始めている。

　人口3400人の阿武町をどのように魅力的な町にしていくか、地域との関わりは、健康と住まい、まちづくりと密接な関係があり、リハビリテーション専門職がどう関わるか楽しみな分野である。

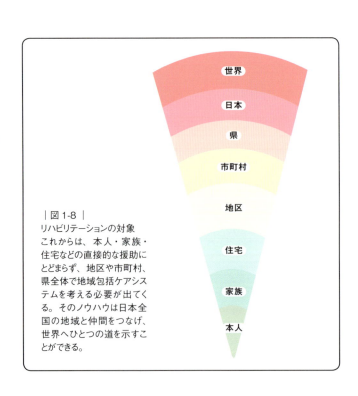

| 図1-8 |
リハビリテーションの対象
これからは、本人・家族・住宅などの直接的な援助にとどまらず、地区や市町村、県全体で地域包括ケアシステムを考える必要が出てくる。そのノウハウは日本全国の地域と仲間をつなげ、世界へひとつの道を示すことができる。

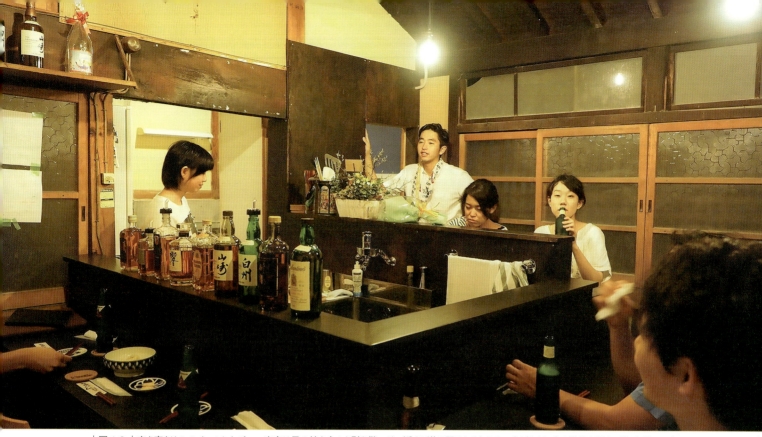

| 図 1-9 | 空き家をリノベーションしたバー。店名は元の持ち主から引き継いだ。近くに道の駅はあるものの、人がまちに来る導線や留まる場所がないと気づき、交渉して空き家を借り受け始めた。歴史を重ねた雰囲気をそのまま残している。 | 図 1-10 | 子どもも大人も楽しめる空間づくりも進んでいる | 図 1-11 | 「阿武ウォーターボーイズ」は、阿武町の若手男子からなるシンクロナイズドスイミング集団。道の駅阿武町にある温水プールの利用者が減り、冬季休業になったことをきっかけに始めた。定期公演では 500 人を超す観客で埋め尽くされるという。

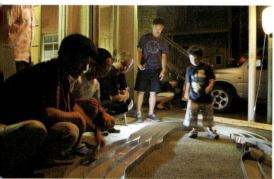

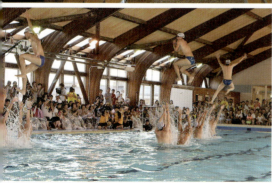

　また、クライエントはどのように変化するだろうか？　後期高齢者は、戦前世代から団塊の世代へと移行する。「ほしがりません、勝つまでは」のみんな一緒の価値観を強いられた戦前世代から、「みんな違って、みんないい」の多様な価値観にある団塊世代への変化は、サービスのあり方が大きく変わるパラダイムシフトが 10 年以内に訪れることを予感させる。

　こうした状況を踏まえ「これからのリハビリテーション」を考えると、私たちに期待される役割は「ほしい暮らしを実現すること」ではないだろうか。"歩けるようになりたい"、"手が動くようになりたい"——その顕在化されたニーズの裏側には「自分らしい暮らしに戻りたい」という潜在化したニーズがある。しかし現在の医学では、完全な体の状態に回復することは難しく、機能の回復だけではほしい暮らしに到達できない。まず「今まで」どのような暮らしをしてきたのかを理解し、「これから」どのように生きていきたいのかを知ることが重要である。どんな状態であっても、ほしい暮らしを実現する住まいを準備し、その人らしい生き方や社会参加を実現する支援が「私たちに期待される役割」ではないだろうか。さらには、社会参加の場となる町でリハビリテーションする視野も大切だと考える。

　そのはじめの一歩が、住環境整備を含む「暮らしのリノベーション」である。

エリアリノベーション

最近では、エリアリノベーションという、
地区全体をリノベーションする動きが見られている。
代表例として、広島県尾道市が有名である。
同地は山麓の斜面にへばりつくように家が立ち並び、車が通れる道は限られている。
移住してきた人たちがセルフビルドで家を改修し、
一畳ほどの売り場しかないパン屋や、銭湯をカフェと雑貨のお店にしたり、
別荘をゲストハウスにしたり、
倉庫を自転車で旅する人用のホテルとレストランにするなど、さまざまな展開をしている。
そのような面白い場所が点在しているため、
坂道の路地を歩き、探検するように歩くまちとして
多くの人たちを惹きつけている。
このように、普段、私たちが知らない世界には魅力的なアイデアが溢れている。
私たちが関わるのは、暮らしの再構築である。
住環境整備を、単なるバリアフリー＋リフォームと捉えるのではなく、広い視野を持ちたいものである。

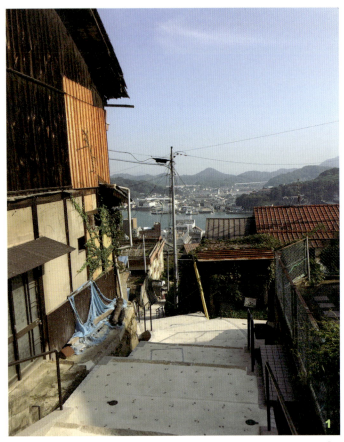
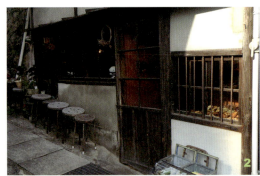
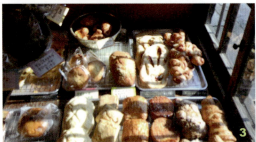
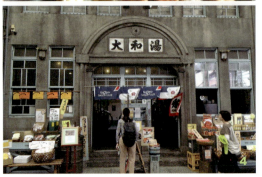

1. 狭い坂道の続く、尾道。**2.3.** 歩きにくい路地の先に、ふと小さなパン屋、「ネコノテパン工場」がある。古民家を改装し、一畳に満たない売り場。1人が入るとすぐに行列ができる。**4.** 大和湯という公衆浴場を改装した「ゆーゆー」。カフェとお土産を販売している。

尾道市

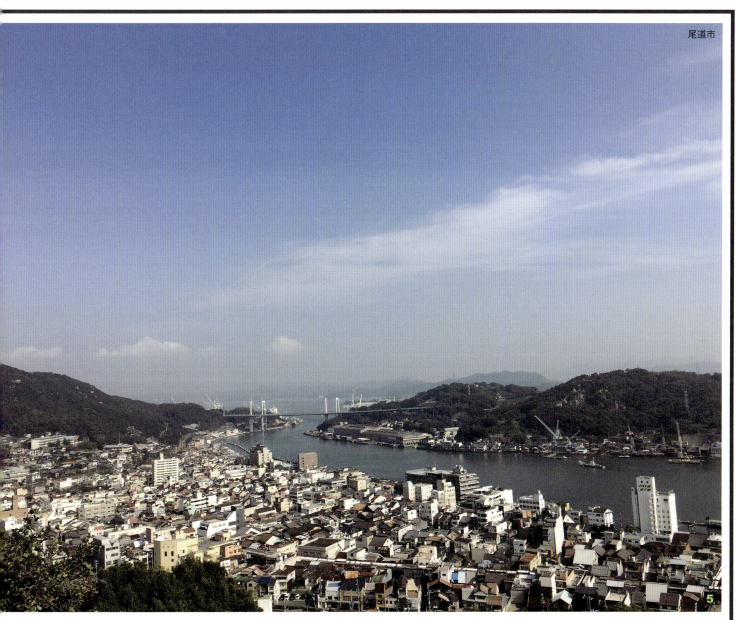

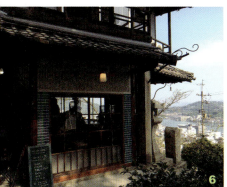
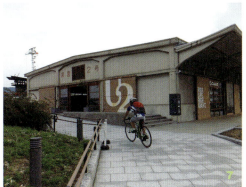
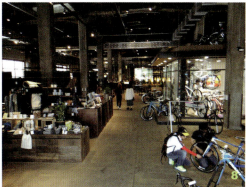

5. 尾道の高台から望む全景 **6.** 高台にあるゲストハウス「みはらし亭」 **7.8.** 倉庫をリノベーションし、サイクリスト専用のホテルやカフェ、レストランやショップが立ち並ぶ「ONOMICHI U2」

[新常識]
あらゆる手段で
ほしい暮らしをつくること

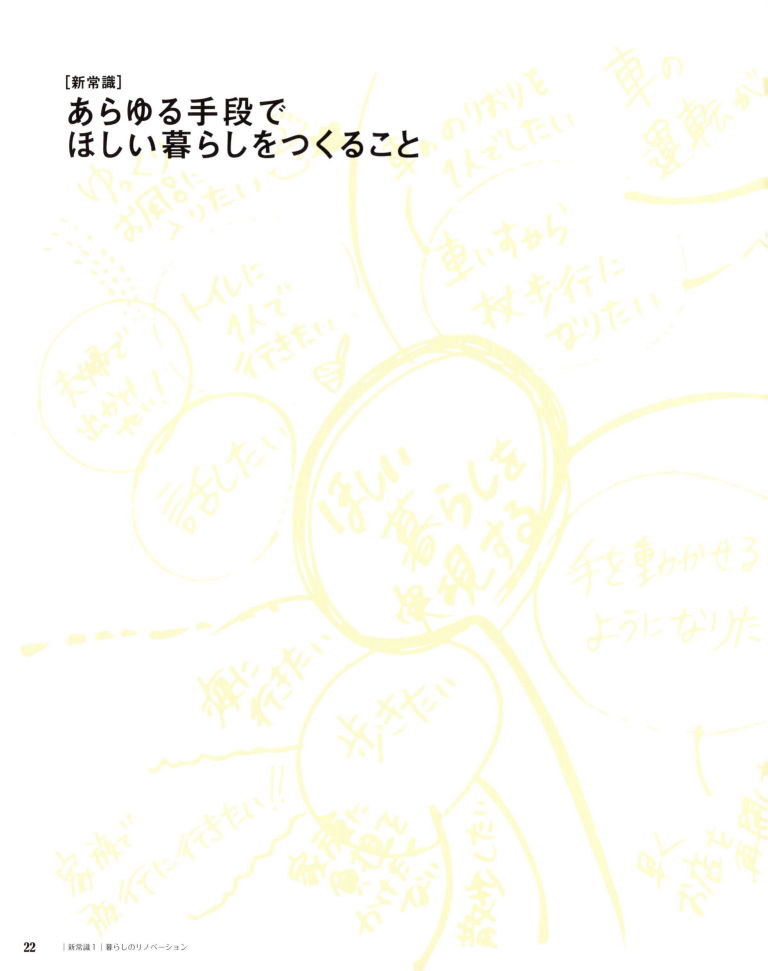

では、「暮らしのリノベーション」とは実際にどのようなものだろうか？　私たちが対象としているクライエントは、病気や怪我をきっかけにリハビリテーションを受けることになった人たちである。「体が動かなくなった」「痛みやしびれがある」「トイレに1人で行けない」など、今までの生活とは違うマイナスの状況を強いられることがある。その状況を少しでも改善しようと、機能回復練習や治療を行うことはとても重要であり、今後もさらに研鑽を積んでいく必要がある。

　しかし、ここで私たちは専門職としての役割を再認識すべきである。求められる役割として誤解しがちなのは"クライエントは、元のように治りたいと思っている"と、私たち自身が思い込むことである。確かに初回面接などで「歩けるようになりたい」「手が動くようになりたい」という、顕在化したニーズを明確に言語化して聞くことが多くある。ところが、その奥にある潜在化したニーズを掘り下げ、あらゆる手段を用いて実現することが、専門家として重要なポイントである。クライエントは、"歩けるようになって、また畑仕事をして、つくった野菜を孫に送ってあげたい""歩けるようになって、年に1度行っていたボラ

ンティア（福島から子ども達が遊びに来る合宿）にいきたい""手が動くようになったら、自営している焼き菓子店を再開し、子どもを大学に行かせたい"など、私たちの想像を超えた暮らしの奥行きや目標がある。クライエントは、機能回復練習をしたくて入院するのではなく、"これからの「ほしい暮らし」をあらゆる手段を使い、実現したい"のである。そんな潜在的な願いを引き出し叶えることが、私たちの役割ではないだろうか。

　そのほしい暮らしと現実のギャップを埋める1つの重要な手段に、住環境整備がある——それは誰でも同じように住宅をバリアフリーにリフォームする、マイナスからゼロへの考え方ではない——今までの人生観や暮らしの価値観を捉え、これからどのように暮らしていきたいか。現実的な機能や動線を踏まえて安全性を担保しながら、その人らしい暮らしをリノベーションしていく。多彩な価値観をもつ方々が高齢者となる現在、そのような考え方が重要になる。

　これからの住宅環境整備は、従来のバリアフリーを目指すリフォームから、これからの暮らしをつくるリノベーションの時代へと変わってゆくことだろう。

{ COLUMN }

声掛けとアドバイス

「いまはまだ大がかりな住宅改修をする必要はないけれど、先々を考えて元気なうちにできる範囲で住環境を整えたい」と考えているシニア世代の方に、インテリアからのアプローチは取り組みやすく、すぐ始められる導入としてとてもおすすめです。難しく説明するよりも「お片付け」や「模様替え」など、親しみやすい言葉でアドバイスするとよいでしょう。

◎転倒予防

住まいの整理収納に取り組めば、あふれかえったモノにつまずく、高いところのモノを取ろうとして台から転落するなどを防ぐことができます。地震など、災害の際にスムーズに非難するためにも、動線を塞がないような家具配置も重要です。モノを多く持てば、その管理もまた手間がかかります。要不要の判断ができるうちに持ち物を減らし、少ないモノで豊かに暮らすスタイルに移行できれば理想的です。

段差の存在や、家具の端などが見えづらくなっているようであれば、色を活用した配慮も有効です。暗いと感じるようであれば照明器具を取り換えることも一手ですし、色差をはっきりとさせることで、目立たせるのもよいでしょう（P92にて後述）。好みの色、落ち着く、わかりやすい色を選び取り入れることで、暮らしに活気とした彩りが生まれ、元気な気分で過ごしていただくこともできるのではないでしょうか。

◎認知症予防

家族の写真、思い出の品、趣味の作品、花や緑などを室内に飾ります。安心や懐かしさなどが感じられ、精神的に心地よい環境を作ることができます。それらを常に目にすることで昔のことを思い出すきっかけにもなるでしょう。家族間、来訪者との会話の糸口として、コミュニケーションのための話題づくりにも貢献します。

◎寝たきり予防

自分の体に合った、座り心地のよい椅子を、暮らしのパートナーとして備えておきたいものです。若い時はデザイン重視で選びがちですが、年齢を重ねると、自らの身体を快適に支えてくれる椅子でなければ、座ることでかえって疲れたり、痛みを誘発したりします。このような些細な現象から、少し横になるだけだから……と、臥床時間が長くなり、寝たきりがちな生活になってしまうことも懸念されます。高齢者が快適に座れる椅子の商品知識を増やし、選び方などをわかりやすくアドバイスしていきましょう。

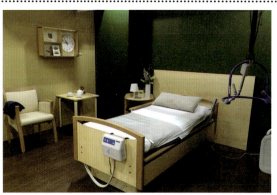

2015年国際福祉機器展での㈱ケアフォースの展示。認知症の方を想定した生活提案で、工夫された整理収納、メリハリのある色使い、思い出のものや懐かしいものの美しい飾り付け、快適に座れる椅子の配置。暮らしや機器を自宅で使用する様子がイメージしやすい。
wissner-bosserhoff社ベッド「センティーダ5」メモリアーナカラー
壁面「メモリーボックス」

コラム・トピックスでは、池田由里子が暮らしのリノベーションにつながる［住まいのインテリアリハビリテーション］についてお伝えしていきます。

住まいの「インテリアリハビリテーション」®

インテリア……それは我々セラピストにとって専門外では？

理学療法士・インテリアコーディネーター　池田由里子

そう思う方もいらっしゃるかもしれません。住環境整備においてはソフトな側面となりますが、機能的にも、心理的にも、セラピストが専門知識と合わせてアドバイスすることで、よりよい結果に導くことが可能です。直接的な介入ではなく、ちょっとしたアドバイスでもよいのです。クライアントやそのご家族へ、住まいの意匠についての助言やサポートを行う時、今までにない笑顔や新しい暮らしへの期待感を引き出せることでしょう。

①インテリア「を」リハビリテーションする

さて「インテリアリハビリテーション」とは、いったい何を意味するのでしょうか。それには以下の2つの意味がありますが、シンプルに言えば「インテリアをより良くする」ことで、心も体も元気にする」ことになります。

居心地の悪い、不具合のある、過ごしづらいインテリア、室内環境を、再び適切にすること。本来の空間が持っている、人を癒す力を再び適切にすること。人に対して行うリハビリテーションを、空間や室内を対象にして実践することです。具体的には、片付ける、家具の配置換えをする、内装をアレンジする、などを行います。

②インテリア「で」リハビリテーションする

インテリア（≒住まい、暮らし、環境）で自分らしい生き方、暮らし方を取り戻すこと、心身ともに元気になること。ほっとする我が家、落ち着く温泉旅館などを思い浮かべてください。その部屋にいると、癒されたり、安らいだり「また頑張ろう」という意欲が湧いてきたりした経験はありませんか？ そんな気持ちの変化をゴールに設定し、空間へ働きかけていきます。

さらに、インテリアリハビリテーションは機能だけでなく、美しさや心地よさも追求します。たとえば食事で考えてみましょう。栄養を摂取するだけならサプリメント、冷凍食品で事足りますが、私たちは家庭料理のあたたかさ、食卓ではずむお喋

り、レストランでいただく記念日やイベントとしての食事などを大切にする習慣を持っています。機能性を確保するのは専門職として当然の業務、さらに心理面へ働きかける要素に配慮しましょう。

※インテリアリハビリテーション®は株式会社リハビインテリアズの登録商標です。

インテリアとは

辞書によるとインテリア（interior）は、内側（内部）の、内にある、インテリアデザイン、室内などと訳されています。

リハビリテーションとは

リハビリテーション（rehabilitation）は、専門職種間では "全人間的復権" として浸透していますが、語源はラテン語で、re（再び）＋ habilis（適した）から成ります。すなわち「再び適した状態になること」「本来あるべき状態への回復」などがより一般的な表現と言えるでしょう。

| COLUMN |　25

| 新常識 2 | 地域で活動するための「作法」

病院生活を押し付けるのは地域での無作法

久保田好正／作業療法士・二級建築士　提案家

> …これまで » 病院と同じ生活を地域に持ち込む、過剰で安全第一のアドバイス
>
> ⚠ これから » もともとの暮らしを実現するため、最小限で最大効果を目指すアドバイス

良かれと思って病院生活や病院スタッフによる考えを押し付けようとすると、地域では無作法となる。

それは、病院と在宅で求められる作法が全く異なるからである。病院のスタッフ、在宅のスタッフそれぞれの心得や、連携するときのポイント、地域で活動する際の作法を学んでおきたい。

[新常識]

いま、地域で起きていること

退院前訪問指導などで病院のリハスタッフが、クライエント宅で住環境整備のアドバイスをした時の評判をケアマネジャーや福祉用具事業所から聞くと
「動作を分析できるから、細かなところまでしっかりアドバイスしてくれて助かった」
「ニーズをとらえて、どのような生活を組み立てていけばいいのか適切に評価してくれた」
など好評をいただくことがある。

その反面、
「病院と同じような生活を提案され、家の中が動きにくいレイアウトになった」
「家中に手すりを付けるよう言われ、本人もご家族も困ってしまった」
「退院時に用意したポータブルトイレや手すりなど、使わないものが増えて邪魔になっている」
「退院時に住宅改修の限度額を使い切ってしまったので、これからが心配」
といった、残念な評判を聞くこともある。
この違いはどこからくるのだろうか？

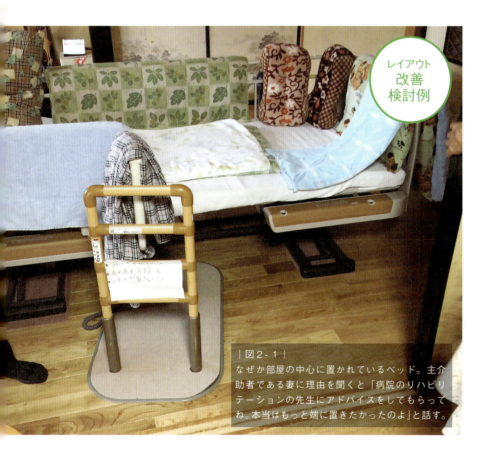

レイアウト改善検討例

|図2-1|
なぜか部屋の中心に置かれているベッド。主介助者である妻に理由を聞くと「病院のリハビリテーションの先生にアドバイスをしてもらってね。本当はもっと端に置きたかったのよ」と話す。

私が市町村から委託を受け伺った訪問型介護予防事業で、リハ病院を退院した方の在宅生活のフォローをしたことがある。本人は右片麻痺で車いすを使っている男性。妻と二人暮らしで、和室だった部屋はすべてフローリングにしていた。部屋の真ん中にベッドが置いてあり、L字柵に加えて据置式の手すりがレンタルされていた。

まず疑問に思ったのは、ベッドが部屋の真ん中に置かれていること（図2-1）。この配置では、空間が中途半端にベッドに占有されてしまい、介護者である妻の動線が限定される。「なぜあえて部屋

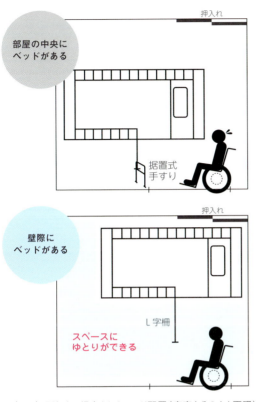

|上| 退院時に提案されたベッド配置（病室をそのまま再現）
|下| クライエントが望んでいたベッド配置（広さが欲しい）

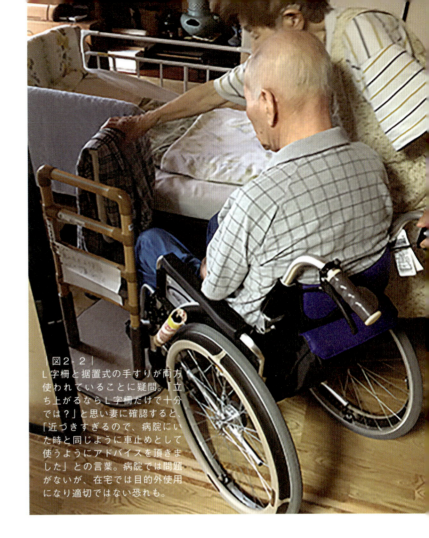

|図2-2|
L字柵と据置式の手すりが両方使われていることに疑問。「立ち上がるならL字柵だけで十分では？」と思い妻に確認すると、「近づきすぎるので、病院にいた時と同じように車止めとして使うようにアドバイスを頂きました」との言葉。病院では問題がないが、在宅では目的外使用になり適切ではない恐れも。

の真ん中にベッドを設置したのですか？」と妻に聞いたところ、「病院のリハの先生方が退院前に来て、そのようにアドバイスしてくれたから。本当は押入れ前の壁に寄せておきたかった」と話された。

また、L字柵と据置式の手すりを併用している点（図2-2）については、ベッドからの起き上がりや立ち上がりではL字柵で十分と思えたので、「どのような意図があるのか」を確認した。すると「距離感がうまくとれないため、車いすからベッドに移る際、車いすが手すりに近づきすぎることを指摘されました。そこで据置式の手す

りを置いて、適切な距離で車いすが当たって止まるように車止めとして使っている。病院でもそうしていました」とお聞きした。

病院の環境下で使う分には1つの有効なアイデアだが、在宅で介護保険での福祉用具レンタルとなると問題が生じてくる。厳密にいえば据置式の手すりは立ち上がりや姿勢の保持、方向転換を安全に行うため使用するものである。今回はそういった主目的の使い方としてではなく、車いすの車止めとして使っているため、目的外使用となり保険給付として適切ではないと考えられる。車いすの車止め

が必要であれば、ご自宅で使っていない椅子などを代わりに置くなど、専門職として考えられる工夫を提案することが必要ではないだろうか。レンタル料として月に本人負担が200円、介護保険として1800円が使われることを意識し、本来どのように使われるべきかを視野に入れたアドバイスが必要である。

これらの地域で起きている課題は、病院スタッフが地域の作法を知らないこと、在宅スタッフとの連携によるフォロー体制がとれていないことなども背景にあると考える。

はじめにクライエントとかかわっていく病院スタッフには、どのような心得が必要だろうか

病院スタッフの心得
Knowledge of medical staff

01 ➕ **在宅生活は未知の領域である**
➡病院の現場だけでは、在宅生活の想像が難しい。

02 ➕ **在宅は、多様性のある個人の空間である**
➡病院と在宅は全く違うということを認識する。

03 ➕ **安全重視の病院生活をそのまま在宅へ提案しない**
➡在宅生活の予想が難しい場合は、在宅スタッフに助言を求めよう。

04 ➕ **病院と在宅では目指すべき目標が異なる**
➡病院と同じリハプログラムを立てないようにしたい。

05 ➕ **クライエントからの信頼を在宅へ引き継ぐ**
➡クライエントの眼の前で、信頼のバトンを渡そう。

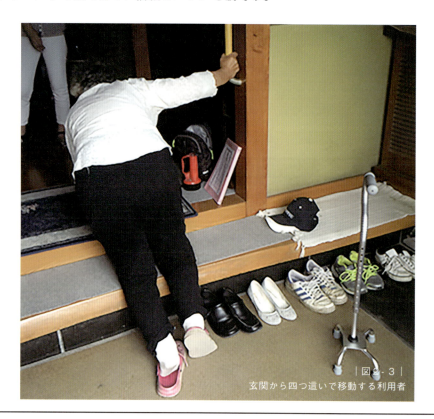

|図2-3|
玄関から四つ這いで移動する利用者

01

在宅生活の現実を知ることへのハードルの高さ

訪問リハなど、介護保険分野での経験が少ない場合、病院リハスタッフにとっては、在宅生活は未知の領域である。病院の広い廊下では歩けず、在宅での車いす使用を想定していたクライエントも、自宅の狭い廊下では伝い歩きが可能であったり、四つ這いで移動するなど想定外の方法で移動手段を獲得し、車いすが不要になったケースもよく耳にする。

在宅生活は環境とマンパワー、さらに本人の積極性など、さまざまな要素が組み合わさって、退院時には想定できない状態を作り出すことがある。退院後の様子を見に行き、自分が立てた生活の予後予測とのズレを確かめることができればよいのだが、それが難しい場合「在宅生活のイメージがつかない。この状態で自分たちは何ができるのだろうか」としっかりと認識することで、病院スタッフとして何ができるのかに視点を向けやすくなるのではないだろうか（図 2-3）。

02

"病院と在宅は生活状況が全く違う"ことの認識

病院とは、不特定多数の人が不便なく過ごせる治療の場である。バリアフリーや、広くて使いやすいトイレ、いつでもスタッフが駆けつけられる状況は、自宅と比べると「非日常的な環境」といえる。在宅は、多様な価値観をもつ個々人が、自由に過ごす暮らしの場である。個別性が高く、本人が過ごしやすいと感じていても、他の人がそうだとは限らない。そして多くの方は「病院から（多様性のある）個人の空間へと適応していくには、どうしたらいいのかをフォローしてほしい」ということである。

03

安全重視の病院生活を、在宅にそのまま持ち込むことの危うさ

在宅生活において「どこが危険、安全なのか」「危険箇所の住宅改修を今すぐやるべきなのか、様子を見てから手をつけるべきなのか」判断のつかないことが多い。

その結果として、転倒する要因を極力減らした病院と同じベッド周りの環境を提案したり、安全第一で手すりだらけのプランを提案しがちになる。

経験の浅いまま在宅生活を予想することは難しい。時には最低限の環境整備の提案にとどめ、在宅スタッフにフォローを求めることも大切である。

04

病院と在宅で視点の異なるリハプログラム作成の勧め

病院でのリハプログラムは、おもに機能回復や生活機能の獲得を重視しているが、在宅のプログラムでは生活機能の獲得や社会参加を目指す内容となる。病院でも在宅でも同じメニューを行うと、本人や家族が機能練習重視の生活から卒業できず、活動と参加へ移行できないケースもあるためだ。入院中から、退院後のリハは目的と手段が変わることを病院のスタッフが認識し、本人や家族へ伝えることができれば、その後の活動と参加への移行がスムーズになり、多彩な暮らしへとつながりやすくなる。

05

クライエントの眼の前で、在宅スタッフに「信頼のバトン」を

本人や家族にとって、病院スタッフへの信頼は絶大である。過酷な体験をされた方が、目に見える回復や動作を再獲得できたのは、病院スタッフの貢献が大きいだろう。

その信頼を真摯に受け止め、退院からスムーズな在宅生活へつなげるために「退院したら、この人がフォローしてくれるので安心ですよ」「退院したらリハの目的も内容も変わるけど、この人（在宅スタッフ）に安心して相談してくださいね！」と紹介する。そうすることが、在宅スタッフとのつながりを本人と家族へ示し、安心して在宅生活へ移行できる支援となる。

一方、在宅スタッフは、どのような心得が必要だろうか

在宅スタッフの心得
Knowledge of home care staff

🏠 病院スタッフが在宅生活を予測できないのは当然
01 ➡病院スタッフを責めずに、生活の変化を考えよう

🏠 退院支援とは、フォローが前提で考える
02 ➡常に変化する在宅生活、退院支援はフォローが前提であることを伝えよう

🏠 生活環境に隠された価値をみつける
03 ➡クライエント自身や家族が大切にしている価値観を捉えよう

🏠 病院スタッフとの情報共有を大切にする
04 ➡クライエントのその後の暮らしを伝えよう

🏠 想像を超えるゴールへつなげる
05 ➡クライエントのゴール設定は慎重に

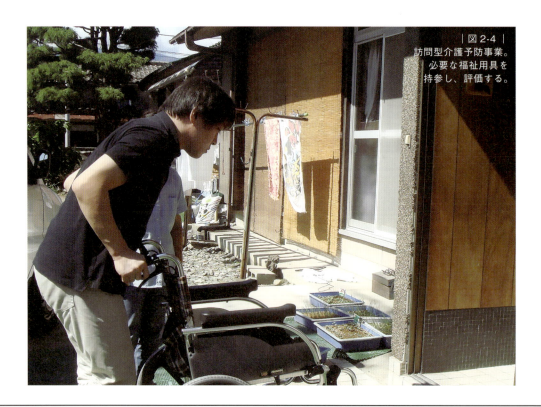

|図2-4|
訪問型介護予防事業。必要な福祉用具を持参し、評価する。

01
在宅生活の予測の有無で、病院スタッフを責めない

退院後に担当した訪問リハスタッフや通所リハスタッフが「なぜ病院でやってこなかったのか」「退院後の生活の予測があまかった」などと、特に同法人内の病院部門に厳しいフィードバックをすることがある。そのような断罪するフィードバックは、後出しジャンケンのようなものである。

自宅の環境や本人の意思、家族の協力体制などさまざまな要因により変化していく生活環境のすべてを予測するのは難しい。著者もかつては病院に勤務していた。その時の姿を思い出してみれば、在宅生活を予測できないのは当然のことである。怒るよりも病院スタッフへ、クライエントの生活がどのように変わったのかをポジティブに伝える姿勢が必要である。

02
退院支援はフォロー前提で臨むこと

退院後の生活を支える在宅スタッフにとっては、日々変わる在宅生活をフォローしていくのは通常業務といえる。すべての環境整備を行うことが自分の仕事と考えず、そっと背中を支えていくようなフォロー体制こそ重要ではないだろうか。

03
クライエントや家族が大切にしている価値観を捉える

クライエント自身の座る席の位置に意味があったり、飾られている賞状などから本人が大切にしてきた想いが透けて見えることがある。住宅改修を提案するにしても、家に対する想いが非常に強く、上がり框（がまち）や壁に手すりを付けることにすら抵抗感を示す場合もあるので、よくよく対話をしながらクライエントの価値観を探っていきたい（大黒柱に手すりをつけようとして怒られたケースもある）。建築を知る人にとっては常識でも、分野の異なる私たちが知らないことは多い。

クライエントや家族が今まで大切にしてきたモノやコトを読み取り、今後の暮らしに役立つよう伝えていくことは在宅スタッフとして必要なスキルである。

04
病院スタッフと退院後の暮らしを情報共有

病院スタッフへクライエントの退院後の暮らしを伝え、情報を共有していきたい。病院スタッフは退院後のクライエントの生活がどうなったのか、時折気になることはあるが、現実その後の生活を見に行くことは難しいためである。

退院後のクライエントの様子は1枚の写真でも伝えることができるし、その後を具体的に話すことで、病院スタッフのモチベーション維持や、長い目で見た多職種との連携強化にもつながる。

05
想像を超えるゴールにつなげよう

在宅生活は継続していくもの。退院後の1～3ヵ月は在宅の環境やスケジュールに慣れることで精一杯だが、その後はクライエントが自分の暮らしを取り戻していく過程へと移る。時に専門家がゴールの限界を決めてしまう場合があるので、注意が必要である。

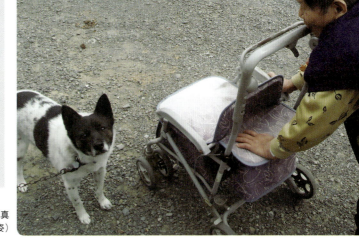

| 図 2-5 | 病院スタッフへ送った、退院後のクライエントの写真
（隣家の犬に会いに行けるまで元気になった姿）

退院支援など、病院と在宅チームが連携するときに、どのような心得をもつべきだろうか

病院・在宅スタッフの連携の心得

Knowledge of collaboration between hospital staff and home care staff

01 🤝 フォロー前提のプランを立てよう
➡ 退院時にすべての環境を整備するのは難しい

02 🤝 確定要素と不確定要素を整理しよう
➡ 今決めること、今後決めることを明確にしよう

03 🤝 お互いの「強み」を知ろう
➡ 互いの立場でなければ、見えないものがある

04 🤝 最後にゴールを決めるのは、クライエント自身と家族
➡ 我々にできるのは「決めやすいボールをパスする」こと

05 🤝 プランを決めすぎず、余白を残す
➡ ガチガチに固めたプランだけが正解ではない

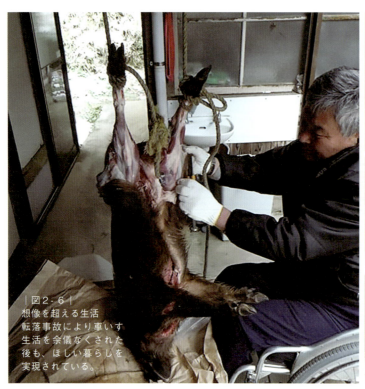

| 図2-6 |
想像を超える生活
転落事故により車いす生活を余儀なくされた後も、ほしい暮らしを実現されている。

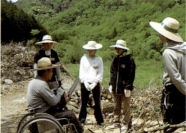
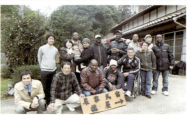
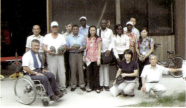

01
退院時にすべての環境を整備することは不可能

退院時にすべての環境を整備することは不可能であるという共通認識を持ち、フォローを前提としたプランを立てること。在宅生活は、始まってみないとわからない不確定要素が数多くある。退院前の家屋調査で"すべてを見通し解決する"ことは不可能である前提で打ち合わせをしたい。

02
今決めること・今後決めることをはっきり分ける

確定要素と不確定要素を整理し、今決めること・今後決めることをはっきり分ける。退院後の移動手段や最低限の住宅改修、福祉用具の選定は明示し、生活が始まってみないとわからない環境整備については経過を追って再検討するなど、優先順位を明確にする必要がある。特にクライエント自身や家族、ケアマネジャーには意識的に優先順位を説明しておく。ここを怠ると、すべての提案が「必要」であるように捉えられがちで、クライエントへの経済的・心理的負担が大きく、結果的に無駄に終わるケースも出てきてしまう。

03
医療・在宅 お互いの強みを知ろう

それぞれの職種によって強みは異なる。退院前訪問指導などで関連職種が集まる場合、テーマを明確にし、その課題に一番精通している専門職に意見を求めるなど意図的に情報のパスを回すことが重要である。たとえば入浴動作の検討で、リハスタッフがクライエント自身の動作能力を評価し、福祉用具の活用によって浴槽のまたぎ動作をクリアしたい場合は福祉用具事業者に意見を求めるなど、強みを分けることによって、最新かつ有効な情報が得られる場面は多い。

04
最後にゴールを決めるのは、クライエント自身と家族

どんなに専門職側が良いプランを考えたとしても、決めるのはクライエント自身や家族となる。まずは前提となる本人や家族が大切にしたい価値観を共有しよう。動作や生活機能を見立て、パートナーシップやエンパワメント、時にはパターナリズムなどの立場を駆使して、クライエント自身や家族がゴールを決められるように支援をする必要がある。

05
プランを決めすぎず、当事者がデザインできる余白を残そう

退院前の支援は、まず在宅生活に慣れることが主な目的となるが、その後の生活は想像を超える広がりを見せていく。

20数年前に転落事故により車いす生活を余儀なくされた白松博之さんは、足の動きが十分ではないにも関わらず畑に出て農作業をしたり、妻と2人で民宿を経営する傍ら、家族連れや学生らが農作業を体験したり、チェーンソーで丸太を切り、炭焼きの作業の説明を行っている。また、イノシシをさばいたり、独立行政法人国際協力機構（JICA）を通じて外国人の受け入れや、山菜採りなど、活動的な暮らしを営んでいる。時にはトラクターから転落するなどのハプニングもあるが、妻と2人で楽しい暮らしを送っている。縁あって宿泊した筆者は、畑作業のみならず、やりたいことを生き生きと行う姿に衝撃を受けた。どれもこれも「車いすユーザーでは無理」という先入観を覆されたからだ（図2-6）。

このような専門家の想像を超えるゴールこそ、リハビリテーションであり、専門家が制限せず一緒に挑戦することで生まれるものだと感じた。楽しみながら今までの限界を超える取り組みを共に行うことで、想像を超えるゴール＝暮らしのリノベーションが生まれるのだ。便利すぎる住環境や何もしなくてもよい上げ膳据え膳型の生活スタイルは、ときにはクライエントの楽しみを奪うことになりかねないので注意したい。

> 私の場合、できること探しへの挑戦でした。できることが増えていく喜びが次への挑戦のエネルギーとなりました。ぜひ、そのような導きをしてあげてください
>
> 白松さんからのエール

[新常識]
最小限で最大効果を生み出す地域での「作法」

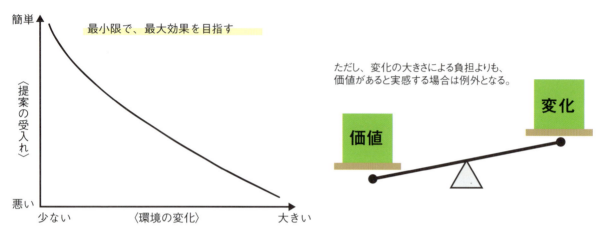

| 図2-7 | 環境の変化が少ないものほど、クライエントは受け入れやすい

病院から退院する際の退院前指導、地域での訪問型介護予防事業などでアドバイスをする際には優先順位を定めることが重要である。基本的に、環境の変化が少ないとクライエントはこちらのアドバイスを受け入れやすいと考える。反対に環境の変化が大きいと、アドバイスの受け入れはよくないという相関関係がある。たとえば、歩く際につまづきやすい座布団を移動することは受け入れやすいが、畳をすべてフローリングに変更するなど大規模なものは受け入れにくい。だが、頸髄損傷など四肢麻痺の方が、天井走行式リフトで排泄や入浴を1人の介助者で対応できるようにするなど、大きな変化があってもその後の生活のメリットが大きいことが想像できれば、アドバイスを受け入れやすい（図2-7）。

アドバイスをする際の原則として、優先順位が最も高いのは、レイアウトの変更や高さ調節など、"**いますぐにできる工夫**"である。次に、廃用症候群などが疑われる場合の"**体の改善**"である。これらは費用がかからないうえに、いますぐその場でできる。次いで"**福祉用具の活用**""**住宅改修**"サービスの活用へと優先順位をつけている（図2-8）。福祉用具は、手軽に試し、導入できることが大きなメリットである。住宅改修は一度手をつけると修正が難しいのに対し、福祉用具では機種の変更や設置場所の移動が簡単である。さらに、つっぱり棒式や据置式の手すりは、必要性の評価や工事完了までの間、安全確保としても有効に活用できる。

住宅改修の大きなメリットは、ランニングコストがかからないことや、大規模な空間の変更ができることにある。壁の撤去により動線を確保したり、押入れをつぶしてトイレにするなどは福祉用具ではできず、生活の利便性が大きく変わる。劇的な変化をもたらすことができる反面、根拠のある評価が問われる。

サービスの活用は、物理的な環境整備で解決できない課題をクリアするために利用する。1人では運動ができない、他人との交流が必要などの場合は通所サービス、家事ができない場合などには、訪問サービスを利用することなどが必要となる。

環境整備の実際は、これらの優先順位を意識しながら総合的に検討していく。なるべく今すぐ解決できて、家族も使いやすく、変更もしやすい――効率的・効果的なのは、住宅改修による初期投資か福祉用具によるランニングコストかなど、総合的に考えながらプランを練っていく（図2-9）。

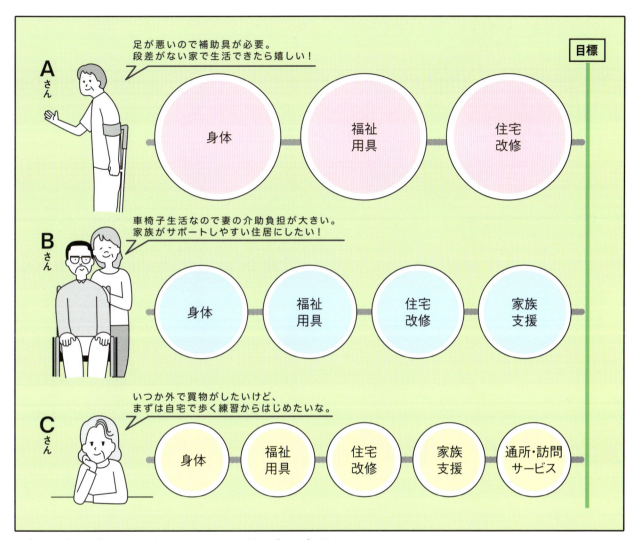

| 図2-8 | それぞれの目標に向かって、あらゆる手段でギャップを埋める

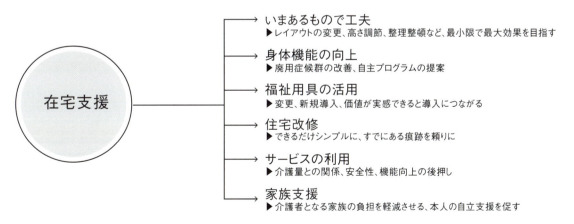

| 図2-9 | 在宅支援の選択肢

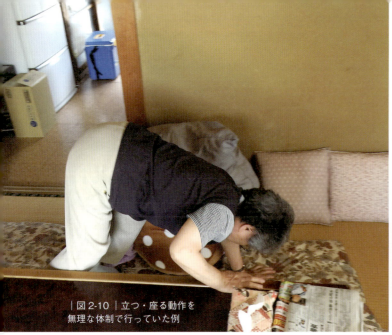

| 図 2-10 | 立つ・座る動作を無理な体制で行っていた例

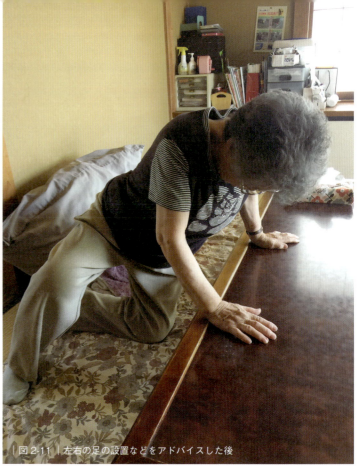

| 図 2-11 | 左右の足の設置などをアドバイスした後

①いますぐできる工夫

この手法は、整理整頓やレイアウトの変更など、いますぐその場でできるアドバイスである。大きなメリットとしては、費用がほとんどかからず、訪問したその場で確認できる即効性である。

1 動作の学習

変形性膝関節症、腰痛、脊柱管狭窄症、膝や股関節の関節拘縮など整形疾患を伴う方で、床からの立ち上がりや座る動作で苦労されている場合、病院などで床から立つ・座る動作を練習した経験がなく困る場面が多く見られる。特に、座る際に勢いよく臀部から着地してしまい、圧迫骨折をきたすリスクが高い状況が多い。立つ・座る際の動作の順番、どちらの足からどのように動かしたらよいのか分からず、無理な方法で行ってしまうケースも多くある。介入としては、筋力や関節運動の左右差、痛みの有無を確認し、どちらの足から接地するのかなどをアドバイスする。その場ですぐに覚えて「このやり方なら痛くない！」と好評をいただくことが多い。

2 整理整頓

室内を伝い歩きする場合、とくに生活空間の整理整頓が必要である。足元に衣類や座布団などが散乱していると、つまずく原因になり危険である。カラーボックスや段ボールなどモノが多く置いてあると、移動スペースが狭まり歩きづらくなる。安全な歩行のためには安全な環境づくり、とくに整理整頓からスペースを広げることで、伝い歩きや手すりの設置などが可能になる。住宅改修や福祉用具を検討する前に、まず屋内の整理整頓をしたい。

3 レイアウトの変更

枕の位置を変える、ベッドの置き場所を変える、段差を下りるときに棚を手すり代わりに移動するなど、今ある家具の位置関係を見直すことで動作をしやすくする視点である。

クライエントや家族にとって、その家具はそこにあるものという先入観のため、なかなか気が付きにくい視点である。動作を分析し、どこに何があれば動きが変わるかを判断できるリハビリテーション専門職ならではの視点である。

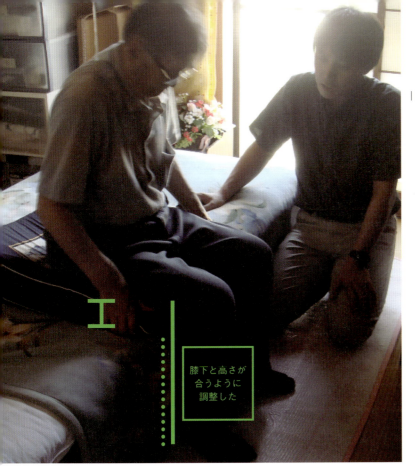

エ
膝下と高さが
合うように
調整した

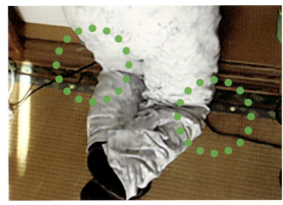

| 図2-12 | 座布団を使った高さ調節の評価

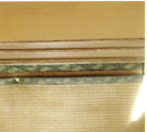

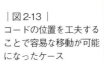

| 図2-13 |
コードの位置を工夫することで容易な移動が可能になったケース

4 高さ調節

椅子やベッドから立ち上がりにくいという不具合を訴える方も多くいる。股・膝関節の拘縮、下肢筋力の低下などがおもな原因となり、市販の椅子やベッドでは座面が低すぎて立てない場合がある。なかには、市販のパイプベッドから立てないため、目の前にあるタンスの引き出しを半分開けた状態にして、そこを手すり代わりに立ち上がる方がいた。その方の場合は、パイプベッドの高さが膝下に比べ明らかに低いことが原因であった。評価として近くにあった座布団を重ねて、立ち上がりをしたところ、何もつかまらずスムーズに立ち上がることができた。

高さに問題があることが明確となったので、家族に「余っている布団はありませんか？」とお尋ねし、使っていない布団を使用することで、二枚重ねにして立ち上がりが簡単にできるようになったことがある。ほんの数センチの高さの違いにより、動作のしやすさが変わってくる。そこを今あるもので対応する視点が重要である。

5 その場の工夫

生活課題を分析し、その改善方法と住環境を勘案して総合的に考える視点である。

原因不明の股・膝関節拘縮により、室内移動を四つ這いでされている方から「ファンヒーターのコードに引っかかるのが困る」という相談を受けたことがある。室内移動をするには、ファンヒーターとコンセントの間を通過せざるを得ないため、四つ這いで移動すると足にコードが絡み付いてしまうという状況であった。当初、ファンヒーターやコンセントの位置を変えたらどうかと考えたが、ベッドとの位置関係からファンヒーターの移動はできず、コンセントの位置も変えられない。通過する場所を避けてモールで保護したり、戸枠に沿わせて通過する上にコードを這わせることも考えたが、そうすると家族に購入をしてもらう必要がある。もっとシンプルに課題を解決できないかと考え、畳の上に敷いてあるゴザの下にコードを這わせた。これにより、何も購入することなくその場で解決することができた。

②身体の改善

相談者の中には、生活が不活発になることで
廃用症候群をきたしている方がいる。
日々の暮らしに生きがいがなく、家にいてテレビばかり見ていると足腰の筋力が低下し、
立ち上がるのが大変になり、さらに動かなくなるという悪循環をきたすことも少なくない。
また、体を動かしたくても、どのように動かしたらいいのか、
そもそも動かしてもいいのかわからないという相談も多く聞かれる。
一日中、椅子に座る生活で両足がむくんでいる方には、足首を動かす運動を伝えている。
廃用症候群で下肢筋力の低下が見られる方で、
普段から自主練習にも取り組む運動習慣がある方には、新しいプログラムを伝え、
なかなか自主的に運動をしなさそうだと予測できる方には、
期間限定で通所サービスによる機能改善の利用を勧めることもある。
ケアマネジャーなどから「家でできる運動を教えて欲しい」と
リクエストをいただくことがあるが、
よほどの運動習慣がある方でないと実施することは難しいと痛感する。
伝える際は、どこの筋肉が弱くなっていて、どんな運動をすればよいのかを説明し、
写真など撮ってプログラムを印刷するなど、
継続できるカタチにして残すことが重要である。

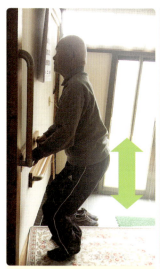
立ち上がり改善、筋力強化
ゆっくり膝を曲げ伸ばし　10回

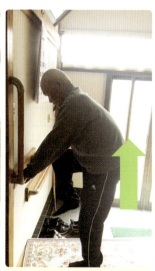
歩行時の足の上がり改善
膝を高くあげる　左右各10回

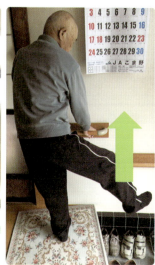
歩行バランスの改善
ゆっくり横に開く　左右各10回

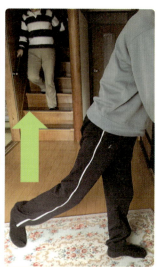
歩行の安定
後ろに足をあげる　左右各10回

息切れなく、痛みなく、次の日まで疲れが残らない程度に行って下さい。余裕が出てきたら、少しづつ回数を多くしましょう。

| 図2-14 | 既存の手すりにつかまりながらできる運動プログラムを助言

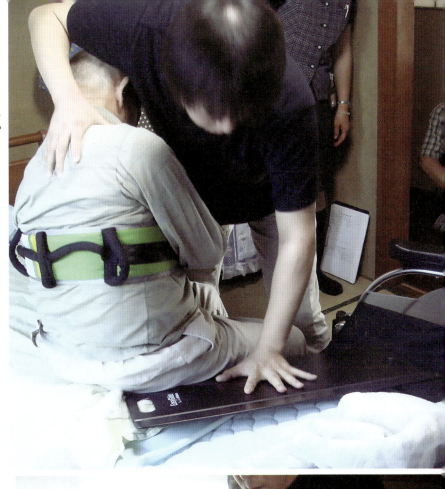

| 図2-15 |
できるだけ楽に移乗ができるように、さまざまな福祉用具で評価する

③福祉用具の活用

　福祉用具の活用として多いのは、移動、移乗、入浴、排泄関連の相談が聞かれる。室内・屋外の移動手段として、どのような歩行補助具を使うのかを検討する。屋内用か屋外用か？　ブレーキや折りたたみ機構を理解できるか？　買い物などで荷物を入れる必要があるか？　腰かけて休む動作が必要か？　普段はどこに保管しておくのか？　などの考慮が必要である。移乗は、クライエント自身の能力、家族の介助量によりどんな福祉用具を使うか大きく変わってくる。ベッド柵のL字柵、トランスファーボード、車いすの肘掛けを跳ね上げ式にする、リフトを使うなどさまざまな方法がある。入浴では、体を洗う動作を床に座って行うのか、シャワーチェアを利用するのか、浴槽への出入りはシャワーチェアに座ったまま向きを変えて入るのか、それともまたぎ動作で入るのかなどさまざまな方法が考えられる。

　とくに病院から退院する段階では、これら福祉用具の活用で評価するのが効果的である。まずはさまざまな福祉用具を使ってみて、取捨選択をしていく。そのうち、ランニングコストのかからない住宅改修で対応するなど、継続的に効果的・効率的な方法へ移行するよう意識することが重要である。

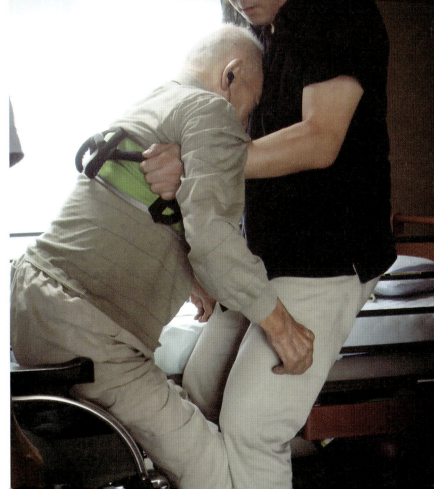

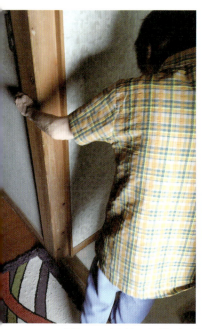 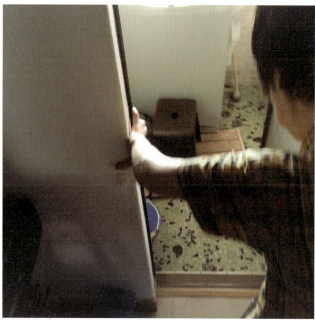 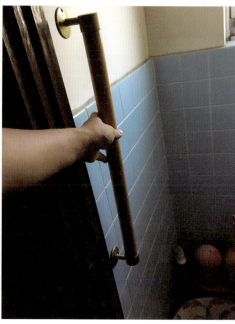

| 図2-16 | 自然と手が伸びる場所が、手すりのほしいポイント | 図2-17 | 浴室の出入りにほしい手すりのポイント | 図2-18 | 手すりのイメージがつきやすいようにと筆者が持参する評価用手すり

④住宅改修の活用

住宅改修のメリットは、福祉用具のようにランニングコストがかからないことである。デメリットは、初期投資にまとまったお金が必要であり、改修後の変更は難しい点である。生活に根ざした評価と根拠ある提案であればとても有効な手段だが、生活を知らないままの評価による提案では、有効な住宅改修とはなりにくい。

住宅改修の依頼に多いのは、トイレ・お風呂・玄関・廊下の手すり設置。評価としては、クライエント自身の居室や普段過ごす部屋から移動する様子を確認する。評価のポイントは、クライエント自身がつかまる柱や壁の位置である。基本的に手をつくところが、必要としている手すりの位置と考えてよい（図2-16）。脱衣所から浴室の段差の上り下りなど、出入りで両方向から使う必要がある場合は、オフセット式の手すりが有効であり、費用の削減もできる。また、評価の際にブラケットをつけた手すりを持参し、ここにつけるなどデモンストレーションをするとわかりやすく、最終的な仕上がりのイメージが共有しやすくなる。

また、評価の段階で住宅改修が本当に必要か判断しにくい場合もある。たとえば、退院直後で家での生活に慣れていない、廃用症候群で今後の改善が期待できるなどの場合、立ち上がり目的などの手すりが不要になるかもしれないと今後の予測が難しい場合である。そんな時は、一時的につっぱり棒式や据置式の手すりで1〜3ヵ月程度評価をし、今後も必要であれば住宅改修を行い、不要であれば撤去するようにアプローチをすれば、有効な提案となる。

⑤サービスの活用

サービスは、提案したいプランが本人や家族だけでは実現が難しい場合に活用する。退院直後で生活が安定せず、自宅での動作が未習熟で転倒の危険性などがある場合、訪問リハの導入による動作練習やリスク管理は極めて有効である。廃用症候群や生活不活発病などで機能改善が必要な場合、デイケアやデイサービスの利用が有効である。これらは永続的に利用するというよりも、目的と期間を定めて事業者と共有し、期間限定で効率的・効果的な利用が望ましい。また、市町村による総合事業により、住民運営の通いの場やサロン活動など、地域にはさまざまな受け皿がある。それらの情報も入手し、クライエント自身や家族の状況にあった提案をすることも重要である。

コラム・トピックスでは、池田由里子が暮らしのリノベーションにつながる［住まいのインテリアリハビリテーション］についてお伝えしていきます。

TOPICS 1

その人を見る
住まい、人、モノ

団塊の世代が70歳前後となり、
常に日本を革新に導いてきた方々が高齢者層の中心となってきました。
年齢を重ねてもアクティブに、センスよく暮らしたいと願う方も多くなっています。
マイナスをゼロにする、機能的なだけの住環境整備ではなく、
マイナスからより多くのプラスを提供できるような、
高いニーズを満足させうるサービスが求められています。
一方、老いを受け入れ、静かに暮らすことを望む方もいます。
若々しく活動的であることだけを絶対とせず、
人それぞれの価値観に寄り添うサービスに努めることが大切です。

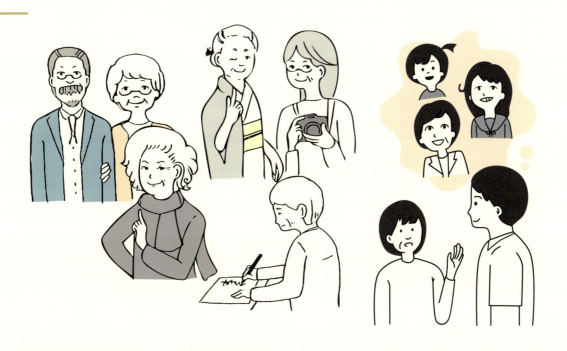

その「人」の年表を紐解く
——誰だって昔は子どもだった

自分自身を振り返ってみると、現在の自らの年齢に自分がなるのだと若い時は想像もできませんでした。同窓会に参加すれば、気持ちは簡単にその当時の年齢に戻ります。同じような経験をあなたもしていませんか？　だとすれば、今自分が担当している目の前にいるクライエントも、はじめから高齢者ではなく、子どもだったし、少女（少年）だったし、女（男）だったし、今現在もそのような人なのです。

「その人をみる」とはそういった意識を持つことではないでしょうか。

さらに私たちは、医療や介護、住環境整備に関する知識や技術を学ぶことと同様に、歴史をもっと知らなくてはなりません。特に高齢者を担当する際、彼らが一番輝いた、働き盛りだった時代の社会、文化や生活などを知っていれば、理解と共感が深まり、よりよいケアの提供へつなげることができます。人生の背景という歴史を知ることで、今の環境づくりのヒントにすることができます。

| TOPICS |　43

TOPICS 2 人生のコンセプトをデザイン化する

疾患や障がいにより、暮らしにおいて何らかの支障が生じているクライエントの、「こんなふうに生きていきたい」という想い（＝人生のコンセプト）を形にするすべてのアプローチの1つに、福祉住環境整備は含まれています。クライエントの人生には暮らしがあり、暮らしのために住まいが必要で、住まいのために何らかの改修を必要としている。この構図が基本であり（下図）、住環境整備という名のもとに、クライエントの思い描く住まいや暮らしの理想、「その人らしさ」を無視したり、奪ったりしてはいけません。

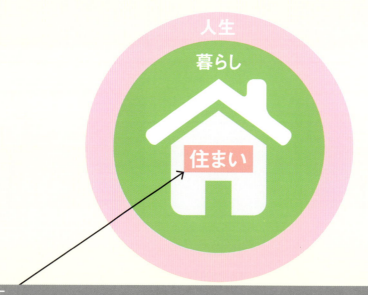

[◎バリアフリー住宅　◎住宅改修　◎福祉住環境整備]
暮らしや人生に彩り、豊かさを与えるインテリア

モノにつながる「物語」を話してみよう
その人らしさと思い入れを探る

たとえば、クライエントが大切にしている飾り物が、移動する際のバリアになっているとします。邪魔だから排除するのではなく、モノに纏わるストーリーをヒアリングし共感したうえで、他の場所に移動してもよいかどうか、この場所のままなら行動を変えることが適切かどうかなどを話し合う必要があります。

このように「その人らしさ」は多くの場合、住まいのハードや機能性ではなく、ソフトな側面である、装飾品やお気に入りのモノ、色使いや部屋の雰囲気などによって表されています。逆に、この考え方を利用し、無機質な空間に「その人らしさ」を加えるには、好きなモノ、思い出のモノで装飾するといった、インテリアの要素が、クライエントの心のよりどころ、精神的な落ち着きにつながることもあります。

高齢者福祉三原則が実践できる仕組みを
住環境整備に取り入れる

デンマークには「高齢者福祉三原則」という考え方があります。クライエントの年齢に関係なく、住環境整備において取り入れたいものです。

原則1 残存能力の活用

残された能力を使って、自分でできることは自分で行い、できないことを介護や福祉機器で補います。過剰な手助けはしません。

クライエント本人が動きやすい環境であると共に、介護のしやすさ、福祉機器の設置しやすさなどにも留意します。注意したいのは、あまりにも時間や体力を要するような、負荷の大き過ぎる動作を残存能力の活用として強要しないことです。

自宅で過ごすのに、誰もが能力の100％を発揮しながら生活するわけではありません。楽に気軽に過ごせるのが我が家の良さです。その人らしい暮らし方をサポートするための、適切な見極めが必要となります。

原則2 生活の継続性

住宅改修においても、施設への入居においても、馴染んだ暮らし方を急激に変えないことが重要です。長年大切に使ってきた家具、調度品などを効果的に取り入れる、新たな生活のリズムを押し付けないなどの配慮をします。

認知症の高齢者のケースでは、住宅改修後、急に環境が変わったことに戸惑い、自宅であることを判断できなくなることがあります。かえって症状が進行してしまうこともあるため、関係者で話し合い慎重に対応する必要があります。

原則3 自己決定の尊重

生き方、暮らし方を、押し付けではなく自分で決めて選択し、周囲はそれを尊重します。住環境整備においては、プランをすべてケアマネジャーや家族などに決めてもらうのではなく、クライエント自らも打ち合わせに積極的に参加したり、色や素材などの選択肢がある場合、それを選んでもらいます。

高齢者も子どもも、主体性をもって生きる1人の人間として、本人の意向には敬意をもって耳を傾け、尊重することに努めます。
　本人の希望だからと鵜呑みにするのではなく、専門家として必要なアドバイスは提供したうえで、最終的な判断を仰ぐようにします。

写真は、デンマークにある特別養護老人ホーム（ナーシングホーム）。午後のティータイムに合わせた朗読会のために準備をしていました。視察見学中の私は、美しいテーブルセッティングに目を奪われ「朗読会に参加してみたい」「もう少し見学していたい」と身を乗り出しました。環境に背中を押され、意欲的になるわかりやすい例と言えます。味気ない椅子とテーブルが並んでいるだけの朗読会なら、素通りしたかもしれません。「場」の力は、時に直接的な声かけや介入よりも力を発揮することがあります。さらに暮らしの舞台として、集う人を輝かせてくれます。これからの福祉住環境整備は、舞台でいう大道具や小道具のセッティングのみでなく、音響や照明、衣装なども含めた総合的な視点から、主役であるクライエントを輝かせるコーディネーター、監督業の役割も求められています。

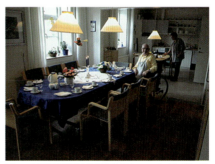

デンマーク高齢者施設における朗読会（Østervangナーシングホーム）

人生における「居場所」3つの意味
体を預ける場所、居心地よい空間、役割や活動。

「居場所がないのよねえ……」とつぶやいた高齢者が目の前にいたとします。
この人の言う"居場所"とは何を意味しているでしょうか？
住まいにおけるインテリアリハビリテーションは、「居場所づくり」ともいえます。
この「居場所」において、大切な3つの意味を解説します。

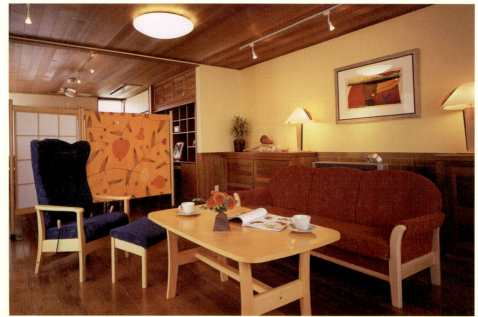

写真提供：株式会社デアマイスター

①体を預ける場所としての「居場所」

椅子は自分の体を支え、安心して休ませてくれる家具のひとつです。
　余計な力を入れる必要のない、座り心地の良い椅子があるだけで、しっかり食事が摂りやすく、趣味の作業などを楽しむ一助にもなるのではないでしょうか。楽に体を支えてくれる椅子を持たない方は、もしかすると"身の置き所のない"気持ちを味わっているのかもしれませんね。
　やっかいなのは、このような（身の置き所のない）状況において、その原因は自分にあるとクライエントが思い込みやすい点です。「もっと自分の気持ちを奮い立たせなければ……」「もっと自分が我慢強ければ……」と、日頃悩んでいるのかもしれません。高齢者を含め、日中自宅にいる人間の基本姿勢は座位であることが多いので、まずはその座位を快適にする、お気に入りの椅子を選ぶことが、環境整備の"起点"となるでしょう。

②住まいの中で居心地よく過ごせる空間としての「居場所」

同居している家族に対して気を遣う環境であったり、モノが散らかって落ち着かない環境であったり、じめじめとした薄暗い部屋であったり、このような部屋では快適に過ごすことはできません。

ナイチンゲールは著書『看護覚え書』の中で、「看護婦は自分の担当は病室ではなく病人だけだと考えることが多い」※と記しています。人だけでなく、とりまく環境までが看護師の担当であるという意味です。住環境整備においては、温度、湿度、採光、換気、清潔感など、人が快適に過ごすための環境を基本に立ち返り評価し、必要に応じて対策を講じる必要があります。

③社会における役割、活動、人間関係としての「居場所」

家庭や地域、社会において、何らかの活動や役割を持っているかどうか、家族や友人とつながりを持って暮らしているかどうかは、高齢期の心身へ大きな影響をおよぼします。長年続けている趣味がある人は、会社を定年退職後、することがなくなってぼんやり過ごすのではなく、好きな活動を積極的に楽しんでいます。たとえばもしも脳梗塞を発症し片麻痺になったとしても、好きな趣味をこれからも続けたいという気持ちが、機能回復練習へ前向きな気持ちで向かわせてくれるかもしれません。趣味に関連する活動に紐づけて、理学療法や作業療法のプログラムをアレンジすることもできます。

「○○したい」「○○という役割を果たさなくてはならない」などの想いは、生きる力となります。趣味や遊びの活動よりも、家族のため、自分を犠牲にして働いてきた方の中には、自分の好きなことや、やりたいことが思いつかないと言われることも多いものです。

3つの居場所づくりの中では、この項目が一番重要です。年齢や障害の有無に限らず「こんなふうに暮らしたい」という思いこそが住まいづくりのコンセプトです。「○○したい」を引き出すことができたなら、住環境整備の成功へ大きく近づくことができるでしょう。まずは本人の希望の暮らしに合わせたうえでの、椅子選びであり、空間づくりなのです。

「○○したい」を見つけること、思い出すことを難しく感じる人に対しては、一緒に考え寄り添い、本人の希望を引き出すサポートをしましょう。大げさに考えず、ちょっとした嬉しいこと、楽しいことを、暮らしの中に組み込むことから考えてみましょう。一日に一度でも笑顔になれるよう、住まいへ仕掛けを作っていきます（整理収納作業は、本人でさえ忘れていたような、昔の趣味やいつかやりたいと思っていたことなどを、手にしたモノから思い出せることがあります：P60にて後述）。

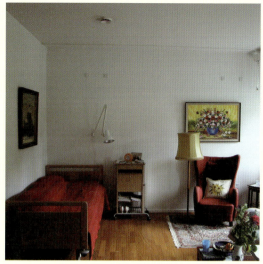

デンマーク高齢者施設の居室（Østervang ナーシングホーム）

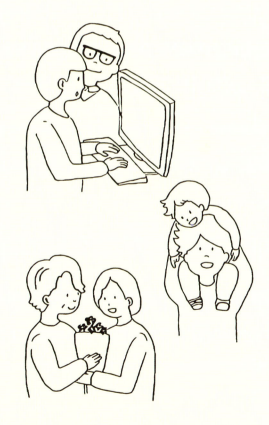

※引用文献：ヴィクター・スクレトコヴィッチ（訳者：助川尚子）,「ナイティンゲール 看護覚え書 決定版」, VIIIベッドと寝具類 P151, 医学書院, 1998.

椅子の重要性

> 私、夕方散歩に行くのが一日の楽しみなんです。それでね、いい椅子が欲しいと思っているの。

福祉家具輸入販売会社に勤務していた時代、このような問合せがお客さまからありました。一瞬意味がわからず「散歩が好きなら杖か靴の間違いじゃないか」と思ったものです。詳しく話を聞いてみると「散歩の前に余計な体力を使わない、散歩の後にゆっくりくつろげる、そんな椅子を探している」ということでした。この考え方は本当に勉強になりました。このような椅子の活用法を今まで考えたことがなかったからです。座れさえすればよいのではなく、快適に身体を支持し、座位の時間の質をよりよいものにしてくれる椅子、そのような商品が求められています。

考えてみれば、1日24時間のうち8時間の睡眠をとるとすれば、16時間は活動していることになります。高齢者や障がい者の大半はその時間のうちの多くを、椅子（やベッドなど）に体を預けた状態でしょう。

もしも、その座位を支える椅子が体に合わず、痛みやしびれを誘発するものであれば、家族との会話の楽しさも、食事の美味しさも、存分に感じることができません。休息を求めて少し横になるつもりが、日を重ねるうちに少しずつその時間が伸びてゆき、寝たきり状態になってしまうという危険性もはらんでいます。椅子の良し悪しは生活の質に直結しているといっても大げさではありません。

………

「離床促進」を叫ぶなら、起こした身体をどこに預けるのか、どんな椅子がよいのか。具体的なアドバイスは必須です。それがよりよい暮らしのサポートにつながると考えています。

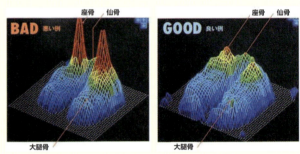

| 図 | 体圧分散性に関するデータ（写真提供：株式会社デアマイスター）
悪い例では、座骨部分に体圧が集中するためすぐにお尻が痛くなりやすく、仙骨座り（前へずり下がった座り方）を招き、円背の原因にもなる。良い例では、座骨を中心にバランスよく体圧が分散しているので、長時間座っても疲れにくく、正しい座位が保てる。

椅子選びのチェックポイント

- ☑ 優れた体圧分散性
- ☑ 身体に合ったサイズ
  （座面高さ、座幅、奥行きなど）
- ☑ ひじ掛け
- ☑ 背もたれ
- ☑ リクライニング、ティルティング機能
- ☑ 使用者が好む意匠性
- ☑ メンテナンス性
  （張地の選択やお手入れ）
- ☑ オットマンなど関連オプションの有無
- ☑ 試座してみる

介護保険対応の福祉機器には詳しくても、一般の家具店に置かれているような「普通の椅子」には関心がない、またはうっかり見落としていた医療福祉関連職者も少なくないかもしれません。椅子から車いすまで幅広く学べるシーティング関連の勉強会に参加してみたり、人間工学的に優れた椅子をアピールしているメーカーショールームで座り比べてみたり、日ごろから関心を持って情報を収集し、クライエントへ適切なアドバイスができるように準備しておく必要があります。

職場の椅子や、作業療法室の椅子などに、さまざまなメーカーの椅子を揃え、備品として活用しながら、自分に合う椅子を探すことができるようにするのも1つの策です。安価なオフィス家具で揃えるのではなく、退院後のクライエントが自分用の椅子を購入する際、参考になるような椅子を揃えておければ理想的です。

さらに、座位や暮らしをサポートする職種に関しては、自宅に自らが快適に座ることができる「マイチェア」を購入し、実際の使用感を体感してみていただきたいものです。その椅子の使用経験が自分の軸、基準となり、他の椅子をチェックするときに、役立てることができるでしょう。

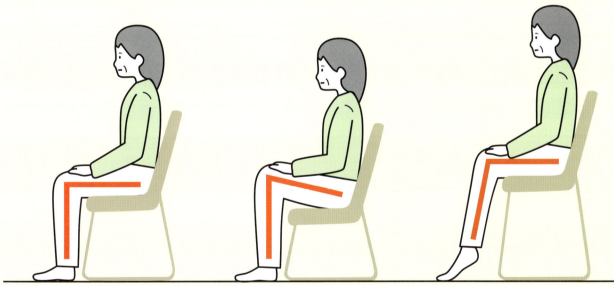

適切な座面高さの椅子は、体に対する負荷が少なく、座位も安定しやすい。

座面が低すぎる場合、立ち座りの際に負荷が大きくなる。また座骨への圧も高まり、臀部や腰の痛みを訴えることが多くなる。

座面が高すぎる場合、足部が床に接地せず座位が安定しないので、自ら仙骨座り、円背のポジションを取ろうとする。それによって、座面の前端が大腿部後面を圧迫し、しびれやむくみの原因となる。

| 図 |　座面の高さがクライエントに合わない椅子

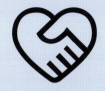

| 新常識 3 | 今までとこれからをつなげる退院支援

連携なき退院支援からの卒業

久保田好正 / 作業療法士・二級建築士　提案家

⋯これまで》退院 1 週間前に、書類と会議で済ます退院支援
!これから》退院 1 ヵ月以上前から、退院前訪問指導に同行する退院支援

現在の退院支援は 1 週間前などの退院直前。その頃にはすでに訪問指導は終わっており、時間もないため書類や会議で一方的な情報提供のみとなる。その結果、過剰な住環境整備や病院スタッフと在宅スタッフの感情的な衝突を生み出し、クライエントや家族の不安が残る結果となりがちである。筆者らが実践した経験から、これからの退院支援のポイントを示したい。

[新常識]

退院支援の現状と課題

・病院スタッフと在宅スタッフの連携する時間が十分にない
・書類と会議による一方的な情報伝達
・未経験者による過剰な住環境整備の提案
・病院スタッフと在宅スタッフの感情的な衝突
・退院後のフォロー体制が不明で、クライエントや家族の不安が残る

現状の退院支援の課題は、十分に連携する時間がなく、書類と会議による一方的な情報伝達がされ、フォローする体制が整っていないことにある。

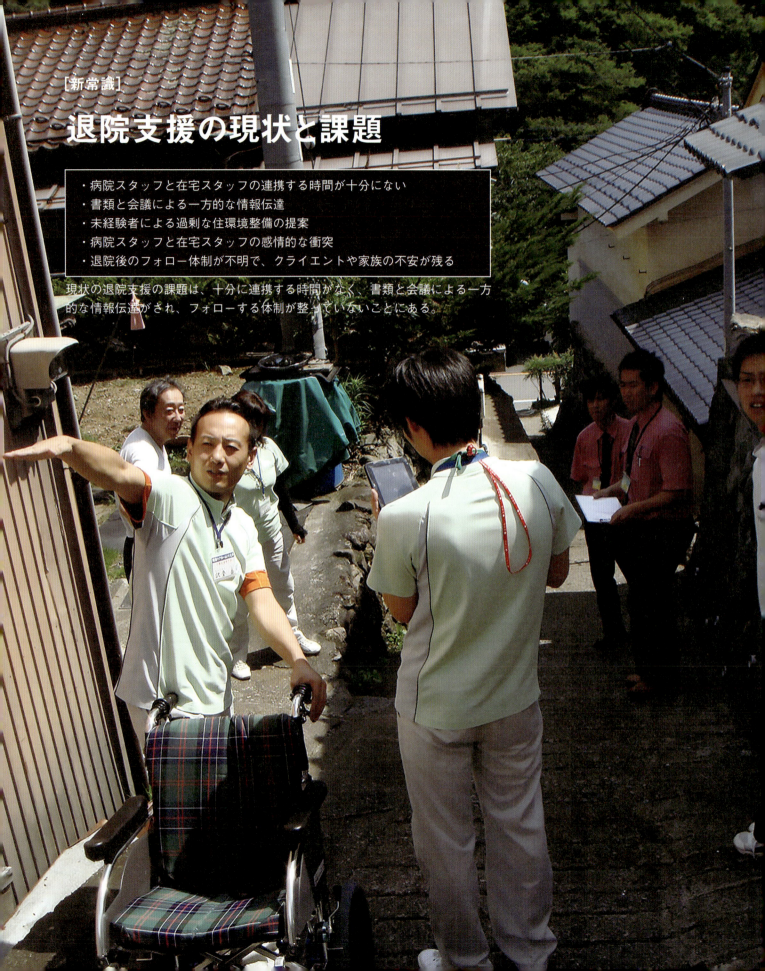

1. 病院スタッフと
　在宅スタッフの連携時間

退院1ヵ月前の時間が不足

多くの場合、おおよそ退院1ヵ月前に介護保険申請とケアマネジャーの選定が行われ、ケアマネジャーのアセスメント期間を入れると在宅のリハスタッフが関わるのは退院寸前となる。
それでは、退院前訪問に在宅スタッフが同席できず、病院スタッフと在宅スタッフが十分な連携を取ることが難しいといえる。

2.「時間がない」からくる
　引継ぎの難しさ

**病院スタッフの求める情報と
在宅スタッフの求める情報の違い**

退院直前の情報伝達は書類と会議による一方的な情報伝達となる。退院直前の情報伝達は書類や会議となり、在宅スタッフは再度クライエントに会ってから再評価をせざるを得ない。また、書類や会議の内容は病院スタッフの視点で作られているため、在宅スタッフからは不要な情報が多く必要な情報がないと批判されがちである。

3. 過剰な住環境整備の提案

**「何が安全で、何が危険なのか」
介助者がいない場合を想定して提案したい**

未経験者による過剰な住環境整備の提案である。病院のリハスタッフは在宅生活を知らない場合が多く、何が安全で、何が危険なのか想像がつきにくい状況にある。そうなると現在転倒していない病院の生活環境をそのまま在宅生活に持ち込みがちになる。ベッド周りの環境、常に介助者がいるようにとのアドバイスなど、在宅生活にそぐわない提案がされることがある。安心安全を重視するあまり、家中に手すりを張り巡らす根拠のない提案は避けたいものである。

4. スタッフ間の感情的な衝突

心の溝を作る前に

在宅スタッフが病院スタッフへ厳しいフィードバックをし、感情的な衝突をまねきがちである。とくに同法人内での感情的なフィードバックは、当たりが強く「在宅を知ってる先輩が、在宅を知らない病院スタッフに指導する」構図ができあがり、連携以前に心の溝が大きく広がることがみられる。

5. 退院後のフォロー体制

**退院直前にしっかりと顔合わせができないため、
クライエント本人にも不安が残りやすい**

退院後のフォロー体制が不明で、クライエントや家族の不安が払拭されないことである。退院直前に一度会議で顔を合わせただけ、退院後の生活は誰がフォローしてくれるのかもわからないままだと、クライエントも家族も不安が残る。

以上のように、
退院支援の実際は
十分な連携がとれているとは
言い難い状況である。

[新常識]

これからの退院支援

- 退院1ヵ月以上前から、十分に連携する時間の確保
- 書類と会議だけでなく、訪問指導やリハの見学など双方向の情報交換
- 在宅スタッフによる最小限で最大効果を目指す住環境整備の提案
- 病院と在宅の密接な連携
- 退院後のフォロー体制が明確で、クライエントや家族の不安が払拭される
- 各病院、施設のベテランを連携窓口として設置する

これからの退院支援は、連携する始まりを1ヵ月以上早めることで改善することができる。介護保険申請、ケアマネジャーの選定を入院と同時にすることで、退院する1ヵ月前までにケアマネジャーは在宅リハの必要性をアセスメントし、具体的な事業所の選定が行える。それにより在宅スタッフは、退院前訪問指導やリハの見学に同席でき、病院スタッフと双方向の情報交換が可能となる。訪問指導に同席することで、今後のフォロー体制も確立し、退院時には必要最小限の住環境整備にとどめることができる。在宅生活が始まってみなければわからない点については、在宅スタッフがフォローする体制が整っているので、クライエントや家族も安心である。さらに退院後の暮らしを在宅スタッフから病院スタッフへ報告することで、協働した退院支援をポジティブに振り返ることができ、次への密接な連携へとつながる。

これらの連携を支援するにはシステムが必要である。山梨県で働くリハスタッフは、PT・OT・STを合わせて約1000人いる。すべての人が顔の見える関係を築くことは現実的ではなく、誰でも初めての人に連絡を取るのは心理的なハードルが高いのが現実的な課題である。同県の古参同士は顔の見える関係ができており、どの病院や事業所でも1人は話が通じる仲間がいる。筆者らはその関係性を活用し、連携をとりたい時に、まず古参の仲間に連絡を入れ、担当同士をつなげてもらう役割を果たしている。それにより、見知らぬリハスタッフ同士の最初の緊張感が和らぎ、スムーズな連携が行いやすいシステムとなる。

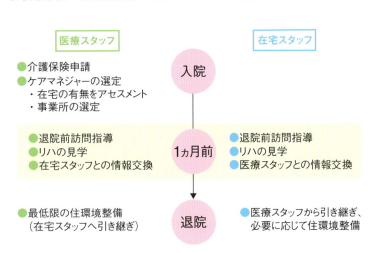

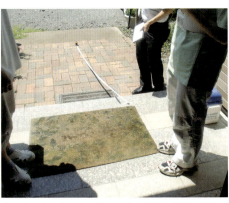

車いすで自宅内に入る場合、どの程度の傾斜や長さが必要かを計測している。

退院支援を具体的に進めていくには、対象者によって進め方の難易度が異なる。比較的進めやすいのは、在宅サービスを利用している方が体調不良などでリハ病院に入院したパターン、いわゆるリピーターである。この場合は、すでにケアマネジャーが担当しているし、在宅スタッフから病院スタッフへ在宅の様子を伝える情報提供やリハの様子を見に行くこと、外泊や退院前訪問指導に同席することができ、入院中から退院の準備を連携して行える。難しいのは、新たに病気を発症し、新規で介護保険申請をする場合である。こちらは介護保険申請からケアマネジャーの決定、ケアマネジャーによるアセスメントが行われないと在宅スタッフの選定ができない。新規クライエントの退院支援を行うには、現行制度ではかなり時間がないと思う。そのため、1ヵ月前からの退院支援ができるシステムを構築していく必要がある。この後に実際の退院支援を試みたリピーターのケースを紹介する。

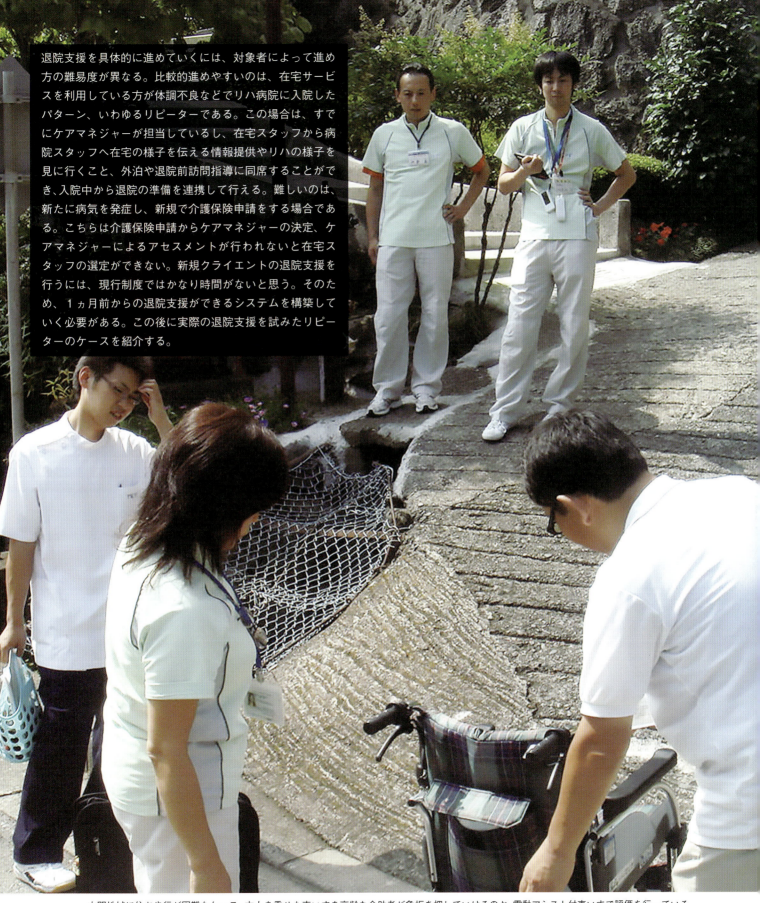

山間地域に住む歩行が困難なケース。本人を乗せた車いすを高齢な介助者が急坂を押していけるのか、電動アシスト付車いすで評価を行っている。理学療法士、ソーシャルワーカー、ケアマネジャー、福祉用具事業者がそれぞれ知恵を出し合っている。

[新常識]
退院支援の実践例
（リピーター）

　京嶋明美さん、60代女性。2年前に脳幹出血を発症。地元のリハビリテーション病院で在宅復帰のリハをされてきた。軽度の右麻痺があったが、右手でピックアップ歩行器を持って歩行練習を開始。当初は膝折れが頻繁に見られ、自宅のアパート内は車いすで移動されていた。リハを進めていくうちに、膝折れがなくなり、外出リハでは芝生の公園を200mほどT杖と軽介助で歩くまで改善された。右手の麻痺も改善し、ご自宅で味噌汁や炒め物など簡単な調理ができるようになった。そんな矢先に、自宅において落としたボールペンを拾おうとした際に車いすから転落し、右大腿骨頸部を骨折。

　手術のため入院した病院を1ヵ月ほどで退院し、以前に入院したリハビリテーション病院へ入院すると、ケアマネジャーから連絡が入った。その病院には、ちょうど退院支援に向けて勉強会をしている古参の仲間がおり、様子を伺うことにした。担当する作業療法士と面識はなかったが、仲間の紹介により、スムーズに情報交換をするきっかけを得た。筆者から、入院中に開催していたイベントに本人の作品が展示されている様子を写真に撮ってメールで送り、本人に手渡してもらうことにした。

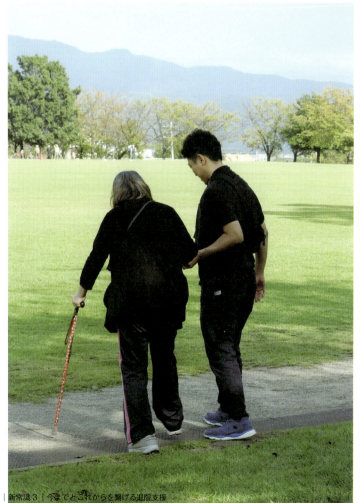

転倒・骨折する前のクライエント。
屋外を軽介助＋歩けていた。

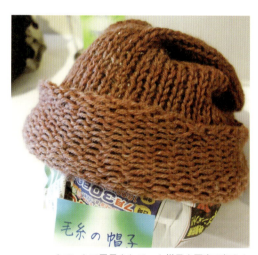

イベントで展示されていた様子を写真で伝えた

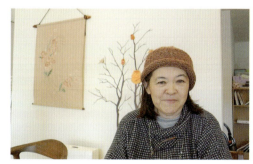

京嶋さん

3ヵ月ほど経過した頃、病院でのリハがひと段落し、そろそろ退院が見えてきたとケアマネジャーから連絡をもらった。骨折が歩行にどのように影響しているか、アパート内の段差の高い上がり框とトイレに以前のように上がれるかが気になっていたため、ケアマネジャーと病院に行き、リハの様子を見せてもらうことにした。見学に行くと、本人から「大変な目にあったけど、よくなりました」「イベントに私の作品を出展してくれて、うれしかったです」などの声掛けもあり、予想以上に元気な様子が伺えた。歩行練習を見ても以前と同等まで改善していたことが確認でき、あとは外泊をしてみて退院の時期を決めたいという段階であった。

ほどなくして、外泊の日取りが決まったとケアマネジャーから連絡をもらった。土日の外泊であったため、病院スタッフが訪問指導できないとのことで、筆者が外泊の時間に合わせて訪問指導を行った。ピックアップ歩行器での屋外歩行、玄関の段差の高い上がり框の上り下り、トイレの出入り、車いすでの室内移動、ベッドへの移乗などをひと通り確認したところ、以前と同じように問題なくできることが確認できた。その旨をメールで病院担当者に連絡し、スムーズな退院へとつながった。しばらくして安定した歩行の様子や、右手で料理や作業をしている様子を写真に撮ってメールで送るなど、退院後の生活を報告し担当者からは喜ばれている。

今回のケースの退院支援がスムーズにいった要因として、下記3つのポイントがある。

①発症後の入院先の情報が入手でき、その病院に連絡できる仲間がいた
②ケアマネジャーを通して入院中のリハの見学や訪問指導に同席する旨を伝え、実際に担当者と会って情報交換できた
③最後に外泊時の動作確認ができ、本人も安心して退院準備ができた

このような流れを「たまたまできた」ではなく、「いつでもどこでもできる」システムにしていくことが大切である。

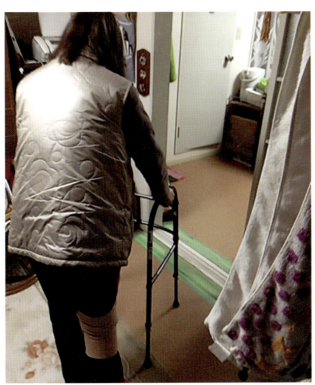

室内の移動状況

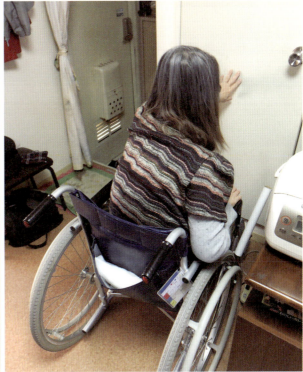

車いすでの室内移動の確認

[新常識]

みなさんの地域で
退院支援の流れをつくるポイント

・同じ地域の仲間を募り、課題について話してみる
・仲間とできることから退院支援をしてみる
・仲間と始めた退院支援の事例やノウハウを蓄積し、事例発表会などで報告する
・組織内で退院支援のノウハウを共有し、システム化する

退院支援の流れをつくるには、組織の枠を超えた連携の体制をつくることが必要である。
病院だけ、地域の事業所だけで考えても、結局自分たちの都合にあったシステムにしかならない。
病院と地域の事業所がお互いにどのようなビジョンを描き、
具体的に解決できることは何かを洗い出す作業が必要である。
筆者らは、実際に自分たちの地域で効果的な退院支援をどのようにしていくか、
有志のプロジェクトチームを作った。

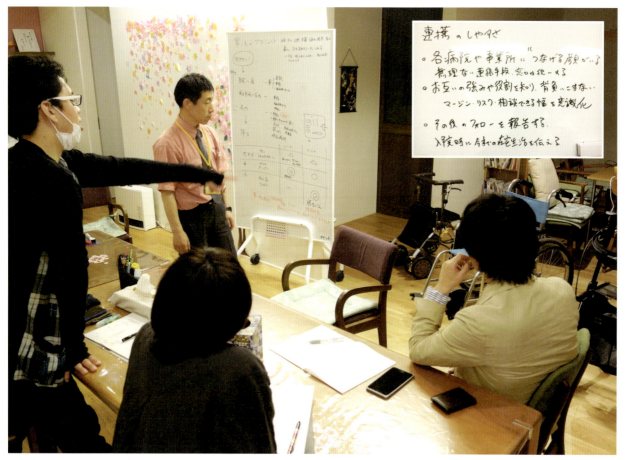

同じ地域のリハ専門職でのプロジェクトチーム

意見交換

最初に同じ地域のリハ専門職の仲間を募り、退院支援の課題について話してみた。病院、訪問リハ、通所リハ、デイサービスなどさまざまな職場で働くリハスタッフを集めた勉強会で、本来どのような連携を望んでいるのか、たまたま上手くいった事例は何がポイントだったのか、病院では何が起きているのかの意見交換をした。話し合いの当初、病院と在宅のリハスタッフ同士で感情的なやりとりがあった。

「在宅をイメージした病院のリハができていない」と在宅リハのスタッフがいえば「地域のリハスタッフは、答えを知ってるから偉そうに言えるんだ」と、お互いの正義をぶつけ合った。このように、お互いの意見が平行線になるのはどこの現場でもよく見る風景である。しかし私たちの役割は、クライエントが自分らしく暮らしていけることであり、そのためにお互いが、何ができて何ができないのか？　その背景に何があるのかを話し合った。知らないことを知ることで、お互いが歩み寄ることができたと思う。

試行・検討

次に、話し合いの中で生まれてきた理想的な退院支援を試行した。「ケアプランを面白くする会」というリハ専門職やケアマネジャーからなる勉強会のメンバー同士の中で、共通する患者さんを担当することができた。在宅のリハスタッフが入院中のリハを見学したり、外泊時に立ち会ったりすることで、通所サービスが始まる前に全体像を把握できた。それにより暮らしの再構築、改善が飛躍的に進んだ。クライエントや家族の不安は和らぎ、切れ目のないリハサービスが展開でき、自分らしい暮らしを取り戻せた。

成果の発表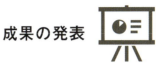

これらの退院支援は「いつでもどこでもできる」汎用性のあるものにしなければならない。これらの事例やシステム、ノウハウを蓄積し、事例発表会や研修会などで積極的に伝えていく。山梨県では、理学療法士、作業療法士、言語聴覚士、ケアマネジャーが連携する流れができており、共催する研修などで活動を報告する。さらに各病院や施設でシステム化できるように、草の根の活動をしていくことが今後のリハサービスの質の向上につながると考えている。

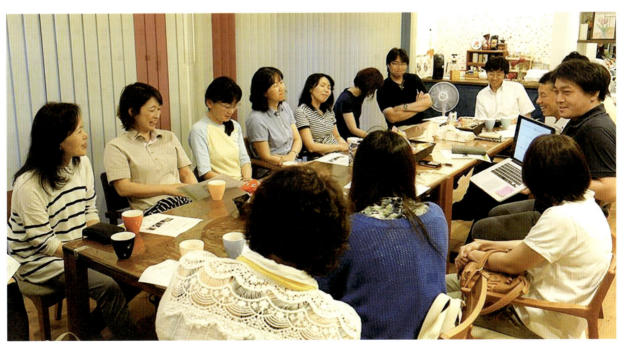

「ケアプランを面白くする会」での事例検討の様子

整理収納—整理収納の考え方
住まい、人、モノ

TOPICS 3

家屋調査や訪問リハなどで訪れたクライエント宅は、片付いていますか?
介助スペース、移動のしやすさ、転倒予防などのためにも、
住環境整備においてモノの「整理収納」は重要です。
簡単な片付けや掃除はホームヘルパーに依頼ができても、
クライエントの暮らしやすさのために根本的に考える整理収納について、
介護保険チーム内には担当者不在の状態となっています。
「片づけておいてくださいね」という助言だけでは不十分。
いくら家族であっても、人のモノを勝手に捨てるわけにはいきません。
何から手をつければよいのか、
モノの要不要の判断基準もわからず、途方に暮れています。
私たちは住環境整備を行う際、人だけでなく、モノの存在を忘れず、
整理収納を行うための適切かつ具体的な助言や援助を重ねていく必要があります。

福祉住環境整備としての整理収納
転倒予防にも

整理収納は、バリアフリー対策、福祉住環境整備の最初の一歩です。手すりを取り付けても、段差を解消しても、モノが散乱している部屋では、常に転倒の危険性があります。

さらに整理収納の状態が自立度、介護度に影響を与えます。取り出しやすい場所に収納されているならば、自力で取り出すことができるモノも、高いところにあるというだけで誰かの助けが必要になります。モノを減らすことに否定的であり、かつ年齢の高い人ほど"捨てない整理収納"に配慮しましょう。本人の意向を無視した環境の変化が、精神面に与える悪影響が懸念されるからです。

整理収納の目的
一般的には下記の3つの効果があるといわれています。

①時間	②経済	③精神
探し物のためのムダな時間が不要になる。モノが取り出しやすいので、スムーズに作業できる。	二度買いや買いだめの防止。多すぎるモノを保管するためのスペース、すなわち場所代が不要になる。	ストレスが軽減される。気分や意欲が向上する傾向にあり、周りの人とのコミュニケーションが円滑になることも。

福祉住環境整備においてはさらに3つの効果が考えられます。

④安全	⑤衛生	⑥ADL
つまずきによる転倒予防。また、地震などの災害時において、避難路の確保が可能。	そうじがしやすいためホコリが溜まりにくく、清潔な状態を維持しやすい。	十分なスペースや出し入れの容易さは、スムーズな介助や移動、動作が行いやすくなる。

コラム・トピックスでは、池田由里子が暮らしのリノベーションにつながる[住まいのインテリアリハビリテーション]についてお伝えしていきます。

整理収納—在宅介護における整理収納
関係性の構築と理解

人⇔人関係
クライアントとの信頼を築き提案しやすい関係づくりを。

「整理収納の提案を行ったが、いまのままでいいと言われ、受け入れてもらえない」という現場の悩みを聞いたことがあります。どうすればよいのかと相談を受けましたが、そもそも人は"我が家"のことを、あれこれ他人に言われたくないものです。病院や施設内であれば、不特定多数の方々の共同生活の場としてルールや指示を守らなくてはならないでしょう。しかし、自宅においては慣れ親しんできた各々の過ごし方があり、それは尊重されなくてはなりません。クライアントが暮らしの中で大切にしている「モノ」「こと」を把握し、それらに纏わるストーリーを傾聴することが重要です。まずは信頼関係の構築から、環境づくりよりも「関係づくり」に努めてください。

人⇔モノ関係
整理収納を行う場合はモノへの「思い入れ」に配慮。

モノは単なるモノではなく、人によっては決して手放すことのできない、かけがえのない存在、思い出とイコールになっている場合があります。

思い出の象徴となるほどのモノを捨てることは、これまで生きた人生を捨て去るようにつらい気持ちを味わう人もいることに配慮が必要です。高齢者の住環境整備においてモノの処分は慎重に行いましょう。同時に、共感し、寄り添う支援も必要です。モノを手放すことがどうしても辛いというケースでは、「捨てない整理」を提案します（後述）。

高齢者介護の三原則

高齢者介護には①残存能力の活用②自己決定の尊重③生活の継続性 の3原則があります。これを住環境整備における整理収納に当てはめて考えると、下記のような目的や意味があることがわかります。

①残存能力の活用
（例）衣服が見やすく収納されたことで自分で取り出せる

②自己決定の尊重
（例）着たい洋服を自ら選ぶ

③生活の継続性
（例）このことを家族に報告したところ、若いころはおしゃれをするのが大好きだったという。好きな服でお洒落をするという、入所以前からの馴染みある生活行為を取り戻した。

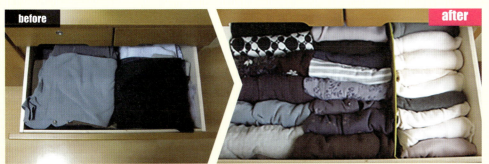

before: たたんだ衣服を積み上げる状態で収納
after: たたんだ衣服を立てるように並べてあり、全体が把握しやすい

写真：医療法人福寿会　介護老人保健施設　ゆふいん　風香

after写真では衣類を立てるように並べて収納していて、タンスの中に何が入っているのか一目瞭然、とても取り出しやすくなっています。このように整理されてから、いままでは介護者が出した洋服を着ていたクライアントが、自ら選ぶこともできるようになったとのこと。
　タンスが整理されたことで、同クライアントが自発的に行動を起こし、高齢者ケア3原則につながるADLの改善が見られました。

| TOPICS | 61

整理収納―整理収納の具体的な方法
基本の考え方

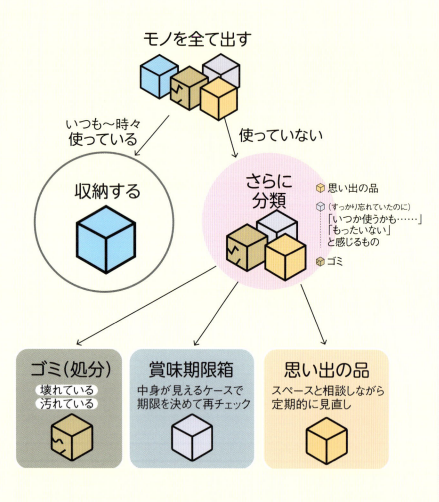

①モノを減らす

モノがあふれて生活しづらい、モノにつまずき転倒の危険性がある、収納方法が原因でADLが制限されている……このような場合は、整理収納の第一歩として「モノを減らす」ことが重要です。減らすコツは、モノの要不要を、今現在、使っているかどうかで判断することです。

②分ける

使う場所、使用頻度や時期を考慮し、モノを分けます。「使う場所に使うモノ」を置くようにし、日中の動線と重ねます。よく一緒に使うものはまとめておくと便利です。

③収める

取り出しやすく、戻しやすい収納方法に配慮します。可動域制限（高いところに手が届かない）、動作時の痛み（モノの出し入れで腰や膝が痛む）などの問題点があれば、それらを考慮した収納計画が必要となります。

家族が行う片付けサポートの方法①
精神面のケアに集中

片づけのための作業はプロに任せて、家族は精神面のケアのみを行うという方法です。

モノを手放すことは、特に高齢者には精神的にストレスを与えることもあります。家族は、モノと共にある思い出を共有し、クライエントのつらい気持ちに共感する態度を示しましょう。

家族が行う片付けサポートの方法②
プロのアドバイザーのように接する

家族が作業を行う場合は、プロのアドバイザーのように接することが重要です。

「これはもういらないよね」と考えを押し付けるのではなく、「これはどうする？」と、クライエントの自己決定で作業をすすめるようにして、指示命令や、叱るような口調は避けます。家族の関係に問題を引き起こしたり、住環境整備への意欲や同意を失わせたりすることにもなりかねません。

コラム・トピックスでは、池田由里子が暮らしのリノベーションにつながる［住まいのインテリアリハビリテーション］についてお伝えしていきます。

収納のポイントは、しまい込むのではなく、出し入れしやすくすること、一目でわかること

①動作、動線、使用頻度

動作から見た使いやすさに配慮します。押入れでいえば、中段→下段→上段（天袋）の順に使いやすいといわれています。立位の成人において、腰の高さから目線までが使いやすいゾーンです。車いす利用者の手の届きやすい位置は下図に示します。

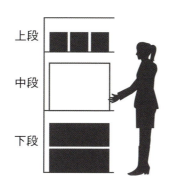

●動線から見た使いやすさ
モノを取りに行く動線を短くすること、使う場所に使うモノを収めることが重要です。

●使用頻度が高いほど出し入れしやすく
毎日使う、2〜3日に1回は使う、というものは特に、前述の使いやすいゾーン（押入れで言えば中段の位置）へ収めるようにします。使用頻度の高いモノの収納場所が適切になると、生活のしやすさが実感できます。

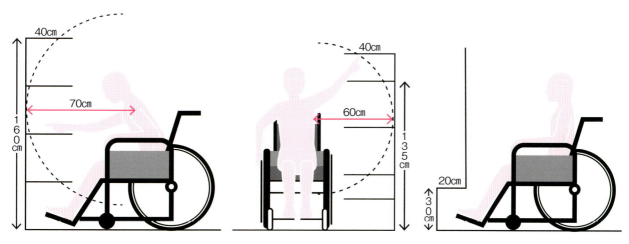

②グルーピング

複数でひとつの仕事をするものをグループとしてまとめて取り出せるようにすると、作業がはかどります。急変時の入院に対応できるように、入院セットを作っておくのもよいでしょう。

（例）入院用の着替え、タオル、歯ブラシ、入れ歯

③定位置管理

一度決めた収納場所を崩さないためにも、定位置を維持することが重要です。ラベルを貼って、クライエントのみならず、ヘルパーや家族も何がどこにあるのか、一目でわかるようにする工夫が必要です。

④家具への工夫と配慮

認知症の方にとっては、壁のように見える凹凸のない壁面収納よりも、1つひとつ単体の置き家具のほうが、そこが収納スペースであることを認識しやすいと言われています。さらに、框（がまち）部分に濃い色を使うことで扉の位置や、ガラス扉で内部を見せたり（事例①）、イラストによるラベリングを採用したりすることで、具体的に中に何があるのかをわかりやすくすることが可能です。

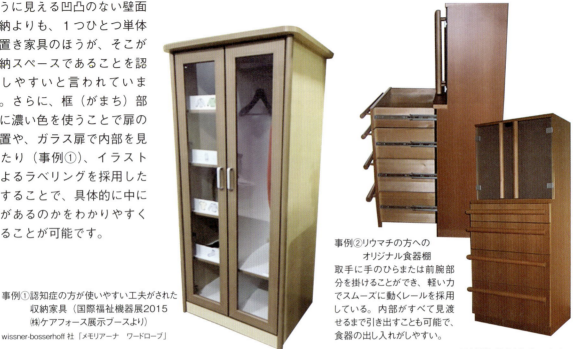

事例①認知症の方が使いやすい工夫がされた収納家具（国際福祉機器展2015 ㈱ケアフォース展示ブースより）
wissner-bosserhoff 社「メモリアーナ ワードローブ」

事例②リウマチの方へのオリジナル食器棚
取手に手のひらまたは前腕部分を掛けることができ、軽い力でスムーズに動くレールを採用している。内部がすべて見渡せるまで引き出すことも可能で、食器の出し入れがしやすい。

写真提供：株式会社デアマイスター

「捨てない片付け」という考え方

「何1つ捨てたくない」「もったいない」とモノの処分を頑なに拒否するクライアントは少なくありません。説得すればするほど、心を閉ざしてしまうこともあります。このような場合は、まずは生活動線上における通路幅を確保し、床にモノが散乱することがないようにするなど、必要最低限の整理収納を行います。あふれたモノは、他の部屋や納戸などに集中的に収納し、「捨てない」という約束は厳守します。

※参考文献：澤 一良：整理収納アドバイザー公式テキスト 一番わかりやすい整理入門 第3版：ハウジングエージェンシー，2010

| 新常識 4 | 「生活」から「暮らし」へ変えるリハ視点

暮らしを捉えるために視野を広げる

保坂和輝／作業療法士

> ⋯これまで » 枠に留まり、生活がすべてと勘違い
> ❗これから » 枠から抜け出し、可能性を秘める暮らしへ転換

病院や施設を経て、在宅生活を再開する場合、リハ職は「生活」という視点で環境を調整し始める。この「生活」というキーワードは、在宅生活を再開する時のみに活用するのではなく、普段から病院や施設でリハを行う時に使用している言葉の1つである。普段から使用している「生活」という言葉は、対象者の「生活」のどの範囲を示しているのであろうか？ 多くは、おもに基本的動作やADLを指すことが多いのではないかと考える。

ADLは人が生きていくうえで必要最低限の活動を指し、ADLのみで人の生活が成り立っているわけではないことは、誰もが理解している。しかし、普段から「生活」という言葉を使用することにより、クライエントが生み出すであろう感情を動かす活動が見えにくくなり、自らの視野の狭さや物足りなさを感じることもあるのではないだろうか。

クライエントが"今まで生きてきた家"に戻ることは非常に意味や価値があり、その価値を考えたうえでの支援を考えると、「生活」という言葉よりも「暮らし」という言葉が適切ではないだろうか。ここでは、「生活」という視点から、「暮らし」という視野と可能性を広げることに気付くポイントを示したいと思う。

[新常識]

「知る」作業から
見えてくる暮らしの幅の広さ

「知る」作業は、大きく分けて「人を知る」と「家を知る」の2つの手順が必要である。
「人を知る」では、対象者を中心に暮らしの背景を探る作業となる。
一方、「家を知る」作業では、暮らしている家という環境を中心に背景を探る作業となる。
さらにこの2つの手順を統合することにより、一層、暮らしの背景を知ることにつながり、
対象者の生きていくうえで必要な欠かせないものを理解して支援することになる。
次の課程の「予想」する作業では、「知る」作業をもう一度確認する作業も含まれている。
そのため本人や家族に用意してもらった自宅写真や、
本人や家族を交えて「予想」する作業を行うことにより、
「予想」を「現実」のプランに変えることにつながりやすい。

〔人を知る〕

①基本情報＋心身機能＋ ADL ＋ IADL ＋？

リハ職は、心身機能やADL、IADLを評価することは基本である。しかし、その他の評価として生活行為向上マネジメントや人間作業モデルなどでは、クライエントの価値やこだわりなどにも着目した評価がある。その価値やこだわりは、育ってきた生育歴や生活歴、さらに生きてきた環境（家や周囲の人々）から培われる。その評価は、クライエントを知るうえでとても重要であり、在宅復帰をするうえでもクライエントの価値観やこだわりなどを知ることは、環境調整を行ううえで1つのポイントになるといえる。

生活行為向上マネジメントにおいて生活行為とは、「人が生きていくうえで営まれる365日24時間連続する生活全般の行為」としている。その視点には、日常生活場面における行為に留まらず、趣味や余暇、地域活動まで含まれている。その視点をもとにマネジメントと共にアプローチを行っていく。「生活」というキーワードは、一見クライエントの人生そのものを考えているようにみえる。しかし、行為の意味は、深く広いものである。その視点で意味を探る作業を行うことにより、「暮らし」につながる視点に変化していく。「人を知る」という作業は、完全な結果はなく、対象者のことは対象者にしかわからないものである。そこを諦めることなく、知ろうとする行為こそが、「人を知る」作業となる。

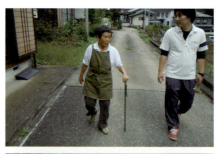

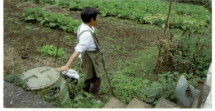

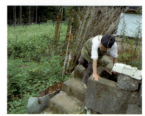

「畑仕事なんて到底難しい」と考えるような足をしていても、思いもよらない方法で階段を昇降し、自らの暮らしを誇らしく語る人も。

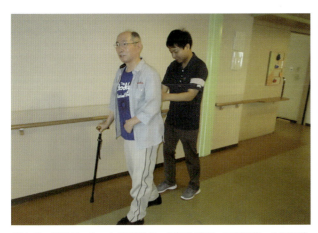

我々リハビリテーション専門職は、病院や施設、医療保険、介護保険などの枠の中に留まっていることが多く、その枠の中は、今ある生活がすべてに感じ、おもにADLを中心に支援していることも多い。窮屈でもっと可能性を見出したいと考えているリハ職も多いだろう。

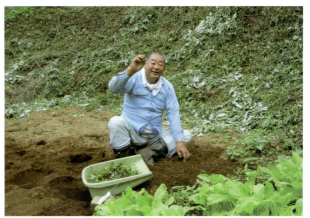

現在、活動や参加に注目されている中で、「どのように」「どこまで」と悩むことも多い。一歩踏み出すことで「暮らし」という可能性をどこまでも広げる視野がもてる。

②生活のこだわり（日課）

人は、日々の生活の中での日課が存在する。無意識の中で生まれるものが多いが、その無意識の行為が、心理的に落ち着きを生み、新たな活動への活力になる場合もある。たとえば、

> 朝起きてから必ず新聞を読む人がいる。その人にとって新聞を読むことは、特別なことではなく、生活をしながら身に付いた日課となっている。その日課は、対象者にとって落ち着く時間であり、1日の始まりの準備をする時間でもあった。今日1日、どのような仕事をして、どのような予定で活動していくのかを考えることができる時間だった。しかし、その日課を失った時、1日の構成を考える時間がなくなり、忙しい中で1日が始まり、1日が終わった時に無性に喪失感を感じるようになった。

このたとえのように、他人にとってはただの新聞を読む日課であっても、対象者にとってはその時間が自分の1日を構成するうえで重要な日課であったことがわかる。

生活の中での日課は、作業の意味を考えることにもつながる。

③1つひとつの作業の意味

生活のこだわり（日課）を知ることは、意外と対象者との対話の中で導きだしやすい。しかし、その日課を知ることだけでは、生活を知るうえでは、十分ではないことを理解することが大切である。

実は、ADL1つを挙げても人それぞれもっている作業の意味に相違点がある。

たとえば、食事という作業を考えてみる。食事は栄養補給を中心に生きていくうえで必要なことだが、栄養補給という意味で食事を行っている人は数少ないように思われる。確かに、忙しい中、空腹感を避けるために栄養補助食品を急いで口にしている人もいるだろう。多くの人は食に楽しみを見出し、中には幸福感を感じる人もいるのだ。

このように、食事という括りで考えてもそれぞれ意味合いが異なっている。さらに、朝食、昼食、夕食で考えて意味は異なることを理解する必要がる。

同じ作業においても、1つひとつその作業には意味が存在する。作業を行う環境や時間、その周囲にいる人によって、対象者にとっては、捉える意味合いに変化がある。

〔家を知る〕

① 1つひとつの場所の意味（玄関、寝室、居間など）

家の中は、作業する行為によって区切りが存在する。その区切りによって行う作業も異なる。作業は、環境という背景の中に存在するものであり、前工程「作業の意味」で述べたように、意味が違えばその場所への思いや大切にしているものが存在することが言える。

たとえば、玄関の上がり框を上り下りするのに下駄箱を利用し、問題なく昇降できる対象者がいた。支援者は、特に手すりなどの設置は提案せずにいたが、対象者からは「手すりを設置してほしい」と要望が上がった。対象者にとって玄関という場所は、外で気を張って活動してから自宅に戻って入る最初の空間であり、一番ホッとする場所でもあったため、上がり框の昇降に問題ないとはいえ、少しでも不安を残したくないという想いがあったのだ。玄関を安心できる環境にしたいという意味がそこには存在していた。

家の1つひとつの場所の意味を理解することにより、その場所の整え方を含め、支援する内容が変わってくることを理解する必要がある。

② インテリアのこだわり

クライエント宅のインテリアを見ても、こだわりを知ることができる。部屋ごとに合ったインテリアがされており、インテリアによって、こだわりを知る。たとえば、思い出の写真や大切にしている賞状などを飾っている部屋がある。それは、その人の生きてきた価値のようなものを示している。インテリアを見ることによって、クライエントのことを知ることにもつながり、住環境を調整するうえでも重要な情報源となる。まず、部屋に入ったらインテリアを見て、どのような部屋であるか、また、どのような人であるかを確認する意味でもそのこだわりを知ることが大切である。

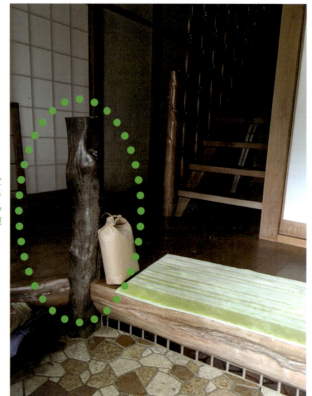

玄関出入りに重宝する丸太の棒。手すりの代わりになるほか、玄関の景観にも配慮している

[新常識]

「予想する」作業から
見えてくる暮らしのリアルさ

「予想」する作業は、「知る」作業を通して対象者の思い描いている根底や背景を理解したうえで、よりよい暮らしを具体的に構成していくことである。

実際に暮らしていく環境の中で、1日をどのように組み立てていくのか、1週間をどのように組み立てるのかを考える作業で、この作業を経ることにより、対象者に具体的な提案ができるようになる。そのため、どこまで詳細に組み立てることができるかが重要となる。

〔時間＋場所＋行為で 24 時間を予想〕

対象者が自宅生活を再開した場合を想定して、今までの生活を尊重しながら考えることが大切である。今までの暮らしのスタイルを基盤として、新たな生活を加えていくイメージとなる。この作業では、どの場所でどのような行為を行うかを詳細に予想していくことが重要である。この作業を行う場合、本人や家族に自宅の写真や見取り図などを用意してもらうことで、より予想がしやすくなる。また、写真の依頼時は、場所（玄関、居間、寝室、トイレなど）の写真と動線（段差の高さも含む）は必ず写真で用意してもらい、その他にも思い出の場所や道具など、大切にしている物の写真も撮ってもらうと、より意味を深めた予想を立てることができる。

下表などを取り入れて、時間と場所と行為を整理し、クライエントの現在の状況（身体機能や知る作業で得たこと）を踏まえて組み立てていく。この予想する作業を通して、環境調整の必要な個所や調整内容、また、道具の設定、さらに動作方法を検討していくことができる。
※場所を考えるうえで、道具も予想する

どの部屋で何をするかによって、その部屋に置かれている道具についてもおのずと考えることとなる。環境に設置してある道具（手すりなど）や歩行具など、その道具の使用方法が妥当であるか、どの道具を選択する必要があるのかも 24 時間を考えるうえで同時に予想していくことができる。

| 表 | 時間＋場所＋行為を一覧にし整理する

時間	場所	行為
6：00	寝室 布団	起床。布団をはいで布団から起き上がる。その後、布団を畳み、押し入れ（2 段目・約 90㎝台）にしまう。
6：15	廊下〜玄関 廊下（手すりなし）5m 玄関（上がり框 200mm）手すりなし	寝室から廊下を通り、玄関へ移動（伝い歩行）する。玄関の上がり框を降り、靴を履いて（椅子に腰かけて靴を履く）、屋外へ出る。屋外に出る前に下駄箱に立てかけてある杖を把持する。
6：18	屋外（玄関アプローチ） 玄関アプローチ7m（石畳）	玄関アプローチを歩行（杖歩行）し、アプローチ入口のポスト（高さ80㎝）から新聞をとる。
6：30	居間	椅子に座り、新聞を読む（机と椅子の生活）
《	《	《
21：30	寝室	就寝

[新常識]

「提案する」作業から
見えてくる暮らしの選択

〔いくつかの提案を準備〕

時間＋場所＋行為での予想をした後、実際にどのような生活環境で暮らしていくかの提案をいくつか考えることが必要となる。プランは3つ程度は用意しておくと、本人や家族が選択することができる。あくまでも暮らしを断定するのではなく、本人や家族の選択に意味があるため行う提案であることを覚えておきたい。また、プラン設定にもいくつかのポイントがある。

①今あるもので工夫

暮らしを1から再建することは、とても難しい。それは、本人や家族にも大きな変化を生むことにより、今まで大切にしてきたものや生活の流れを失うことにつながる。リハ職は、あるものを効率的かつ効果的に活用することができる職種でもあり、その知識や技術を利用して最小限で最大限の効果を生む設定を作ることができるといえる。自宅の中には、家具や道具を含めて多くものがある。その物品の位置や使い方を少し変えることにより、新たな生活の流れを生みだすことができるのではないだろうか。たとえば（写真）のように、家具の位置を変えることにより、手すり設置が必要な場所に伝うことのできる環境を用意できる。

家の中には多くの家具があるが、レイアウトを変更することにより、さまざまな使用方法が生まれてくる。たとえば、チェストを廊下に置くことにより、手すりの設置が困難な場所にも伝う部分を作ることができる。これは、コストがかからずに移動手段を確保するのには最適といえる。

ソファーの位置を変更することにより、ベッドからの転倒を防ぐこともできる。常にどこかに座れる環境を整えることにより、転倒しない環境を設定できるのだ。ベッド柵で四方八方囲うこともなく、生活の流れを生み出す方法の1つである。

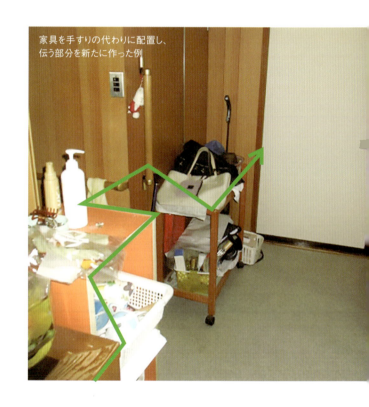

家具を手すりの代わりに配置し、伝う部分を新たに作った例

②身体機能の向上

リハ職は、身体機能の予後予測を行うことができる。実際にクライエントが手すりを使用しなくても壁での伝い歩行ができることや昇降座椅子を使用しなくても床からの立ち上がり動作で対応することなども予測できるだろう。ここで重要なことは、退院してから実際に自宅へ復帰するまでの期間にどれだけ身体機能が改善して対応できるかの能力向上面での予測や、動作方法の工夫で対応できるかどうかの検討である。

退院直後には福祉用具などの使用で対応していた動作も、動作方法の習得を継続して練習することにより、その後の生活の中で動作習得をし、福祉用具を外すことができる場合もある。どこまで予測、設定を行うかが重要。能力の向上で対応できれば、制度やお金を使わずに暮らしを再建できることもあるのだ。

③ 福祉用具を使う

福祉用具は、暮らしをより充実させるためには欠かせないものでもある。しかし、介護保険制度や自立支援法を活用することにより、容易に福祉用具を準備できることもあってか、単なる便利グッズとして捉えているリハ職も多いのではないだろうか。

　福祉用具は年々と種類や適応範囲が増えている。ハイテクな機能を持つ福祉用具も多くなっている中で、リハ職はクライエントの大切にしている暮らしを考えて適応していく知識や技術が求められている。重要なことは「必要な人に必要な福祉用具の提供」である。暮らし始めてから使われなくなった福祉用具や、ほこりをかぶった福祉用具などを見たことはないだろうか？　これは、何を目的に使用している道具なのかが不明確であったときに起きてしまう。福祉用具は、対象者の生活に馴染むかどうかが問われる物品でもある。そのためには、十分に評価や練習する時間が必要になるため、その点を考慮して事前に試しながら提案できるようにしていくことが求められる。

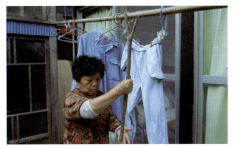
肩が上がらない体でも庭の枝を切って利用するだけで、洗濯は可能になる工夫

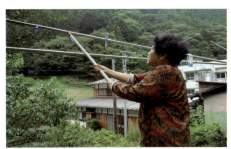
物干しざおに紐付き洗濯バサミをつけることにより、洗濯物を低い位置で干せる工夫

④ 住宅改修を行う

住宅改修は、とにかく費用がかかる。介護保険にしても自立支援法においても公費がかかっていること、対象者や家族にも負担がかかることを再認識する必要がある。これは、不利益のない住宅改修が求められているということである。そのため、安易な評価やプランで提案せず、十分に準備して提案し、効率的かつ効果的なプランを提案していくことが重要となる。

　一見してリハ職は、手すり1本つけることにどれだけの責任を背負って提案しているだろうか？　建築的な知識は学生時代に学習した程度で、あたかも知識があると勘違いしているリハ職はいないだろうか。知識や技術も不十分なのにも関わらず、安易に提案することにより、無駄な費用を使ってしまうケースは多々ある。住宅改修は、総合的な視点で検討し、可能であれば代替えできるもので一度試してから行うくらいの慎重さをもって対応することが望ましい。

⑤ サービスの調整・提案

自立支援を考えるうえでは、サービスの利用も十分効果的な提案でもある。暮らしを再建するうえで、介助を要することは多々ある。その介助の部分をサービスを利用して対応することもあるだろう。しかし、サービス提案は、容易に行える提案でもある。自宅で入浴できない方にデイサービスやデイケアを提案することにより、入浴を確保するケースは多いが、その提案の中には、十分に「人を知る」作業は行われているだろうか？　その点を十分理解したうえでのサービス提案を行う必要があるといえる。

　また、サービス内容にも十分に評価の視点を入れていくべきと考える。そのサービスを利用することにより、クライエントのどの行為にどのような効果があるのか、また暮らしを豊かにする要素は含まれているのかを見ていく必要がある。行為を補うために介助のサービスを入れる程度の考えでは、暮らしは豊かにはならない。そのサービスを利用することにより、その人らしさを引き出せるようなものを利用するのが理想的で、サービス提供者にもその視点を伝えていくことが重要である。また、サービスは、介護保険領域に留まることなく、提供できることが望ましい。インフォーマルなサービスが注目されている今、クライエントが暮らす地域において、どのようなインフォーマルなサービスが存在するのかをケアマネジャーをはじめ、自治体へ確認して対応できることが重要である。

[新常識]

「適合」する作業から見えてくる
暮らしの再建（退院前訪問指導（HE）の流れ）

ここでは、実際に退院前の自宅訪問指導時の流れを紹介していく。
自宅訪問指導は、クライエントによって行う工程や内容が異なる。
予想する作業の中で提案できるプランが
実際に適合する作業の中でどのように活かされていくのか、
また活かすためのポイントはどこにあるのかを紹介していく。
「適合」する作業は、時間も限られている中で、効果的に作業を進めていくことが求められる。
できるだけ、無駄を省き、集まった多職種にも十分伝えることや
情報を共有することが必要となる。
そのためには、流れを知り、流れを作る能力が必要になってくる。

	工程	内容	ポイント
全てのケースにおいて流れが共通	事前準備	○24時間予想を考える ○24時間予想から提案する内容を考える	○提案内容は、本人や家族が選択しやすいように、2〜3パターン準備しておく ○提案プランについては、他職種にも情報提供して共有しておく
	HE当日・出発準備	○必要物品の確認（提案プランメモ・メジャー・マスキングテープ、カタログ・カメラ・雑巾） ○必要に応じて、スロープやポータブルトイレ、踏み台などを準備	○提案プランに合わせて必要な福祉用具も準備する。必要に応じて、業者に事前に連絡しておく
	現地までの移動中	○現地に到着してからの流れを医療ソーシャルワーカーと相談しておく	○流れについては、ケースによって変わってくることがあるため、基本的な流れとは異なる場合は、この段階で確認をしておく
	家（現地）到着後	○屋外移動確認 ○玄関アプローチ動作確認	○ここでは、屋外の移動と玄関アプローチについては、さっそく動作確認と環境設定を行う ○多職種と出会う場所。しっかりと挨拶を行う（第一印象は重要）
	玄関	○玄関フロア内の広さ確認 ○上がり框動作確認 ○スロープ設置の有無を確認	○屋内への入り動作を確認。必要に応じて、玄関からではなく掃き出し窓からの出入りも検討必要 ○上がり框昇降は、手すりの有無や下駄箱の利用を検討していく
	屋内移動	○屋内の移動方法を確認 ○歩行の場合は、手すりの有無や伝い歩行を確認 ○車いすの場合は、幅の確認や方向転換を確認	○屋内の移動は、移動手段によって環境設定が変わる。手すりの設置やミニスロープの設置が逆に動作の妨げになる可能性もある ○今後の予後も視野に入れての検討
	居間	○対象者の居場所を確認 ○多職種とのHEの打ち合わせを実施 ○HEの流れ、玄関から居間までの動作確認の伝達を行う	○ここで初めて、多職種との自己紹介とHEの打ち合わせを実施する ○HEの流れを多職種に伝えて、スムーズな展開が図れるようにする

72 ｜新常識4｜「生活」から「暮らし」へ変えるリハ視点

	事前準備	玄関アプローチ動作確認	トイレ動作・状況
	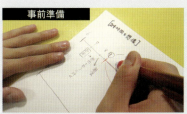	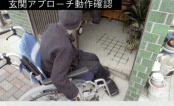	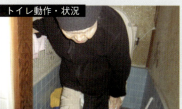
	必要物品の確認	玄関確認・屋内移動	寝室位置・動作
	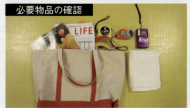	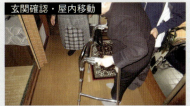	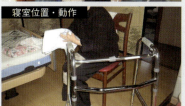
	現地移動中	居間	台所
	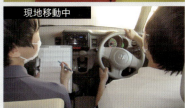	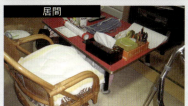	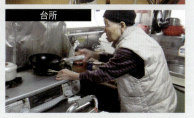

確認の順序はケースによって検討

工程	内容	ポイント
トイレ	○トイレ出入り動作確認（ドアの開閉も含む） ○手すりの有無を確認 ○便器の種類を確認	○ドアの改修が必要な場合は、開き戸、引き戸、カーテン系など業者と確認を行う ○便器の種類を確認して手すりの位置関係を決定していく（高さ、長さ、便座との距離）
洗面所	○洗面動作の確認 ○洗面の高さや物品リーチの有無を確認	○洗面動作は、毎朝の洗顔と毎食後の口腔ケアが行われることを理解しておく
寝室	○寝室の出入り動作確認（手すりの有無や段差解消など） ○ベッドの位置関係 ○寝室内の動線の確認	○ベッドの設置位置によって動線が変わってくるため、動線を考えてから設置位置を検討する ○ベッドの位置はこだわりが強いことも多く、十分検討が必要 ○移動手段によっては、床材についても検討が必要になる（カーペットを敷く、フローリングに変える）
台所	○台所で行う作業の動作確認 ○手すりの位置や動線の確認 ○必要に応じて食事を行う場所の確認	○料理をしなくてもお茶だけは入れるなど、台所の使用の可能性は高いため、必ず動作を確認 ○動作確認と同時に物品の操作方法なども検討していくこと ○持ち運び動作についても検討が必要。物を持っての移動は確認と必要に応じて練習

必要に応じて確認

工程	内容	ポイント
○洗濯動作 ○掃除動作 ○趣味活動 ○日課の確認 ○地域交流の確認	○動作方法の確認 ○必要物品の確認 ○場所の確認	○個別性があるため、事前に確認を行っておくと適合時間を短縮できる ○さしつかえなければ、関係する地域の住民に声かけをして対象者が戻ってくることを知ってもらうのも大切

新常識 4 「生活」から「暮らし」へ変えるリハ視点　73

［新常識］

「伝える」作業が見えてくる
暮らし再建への責任

暮らしの「再開」

ひとまず、生活が行える段階。この段階では、安全に生活が送れる段階を想定して環境を設定していく。すべてを完璧に設定するのではなく、決定できない環境設定は、次の段階で関わるセラピストや家族に託していく作業を行う。

暮らしの「定着」

暮らしを再開する段階から発展までの期間を、1人ですべて請け負うことは困難で、期間中、関わる時期によって見えるものは変化する。
　ここで間違ってはいけないことは、クライエントの暮らしというレールは変わらないことである。次の時期を請け負うリハ職が、最初に関わったリハ職の思いや考えまでも受け継ぎながら展開していくことが大切である。

【次へつなげるための考え方】
①期間と比重の割合
退院時の支援として、大半は退院前自宅訪問指導などを通して、ひとまずの生活の場の調整を行っている。この時点では、暮らしのスタイルをすべて決定することは困難である。実際に生活を送ってからわかることもある。また、すべて決定することによって、後で問題が生じる可能性もある。病院から在宅への流れの中では、医療領域で働くセラピストから在宅領域で働くセラピストへ託すことも重要となってくる。

暮らしに慣れ始めているため暮らしが安定しているか評価を行う。この段階では、環境設定も固定化されていく。ひとまずの暮らしの期間の課題を明確にしてその課題を解決していくことが求められる。

暮らしの「発展」

定着した暮らしから、さらに個別性を求めていく時期である。こだわりや新たに展開したい暮らしを引き出し、理想の暮らしの実現のために環境調整を少しずつ行っていく。

【報告書の作成（次ページに事例掲載）】
退院前訪問指導（HE）を終了した後に報告書を作成し、必要な関係部署や必要な人に提出して、内容を共有する手段をとっている。この報告書は、大抵の施設や事業所が行っていることだろう。しかし、制度で決まった書式などもなく、各病院や施設それぞれのオリジナルで作成している状況を踏まえると、この書類は何を伝えるものなのか、何を伝えるべきものなのかを今一度考える必要がある。

　報告書は、あくまでも「報告するもの」である。自宅を訪問し、その中で多職種と一緒に考えた環境変更のプランの記録を提示するため、必要最低限の内容におさめるようにまとめ、その内容を見た多職種が訪問指導での内容を再度思い出せるものになることが重要である。

○○様　退所前訪問指導報告書

以前、訪問の際に確認した事項について下記に報告する。

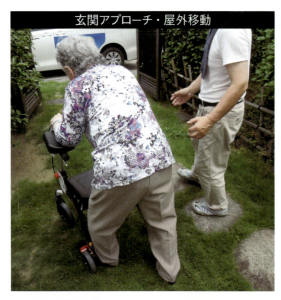

玄関アプローチ・屋外移動

| 動作方法 | 玄関アプローチについて、道が不整地となっているため、歩行車を使用し、ご家族には必ず近くで見守りや介助をお願いする。 |
| 備考 | 受診のため病院へ行く場合には、ご自宅から車に乗るまでは歩行車を使用し、受診先では、受診先にある車いすを使用し移動することを勧める。 |

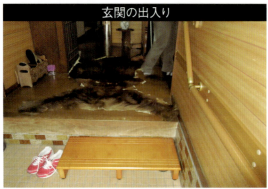

玄関の出入り

| 動作方法 | 玄関の上がり框は、手すりを使用することで見守りのもと上り下りが可能であったため、歩行車の上げ下げは介助をお願いする。 |

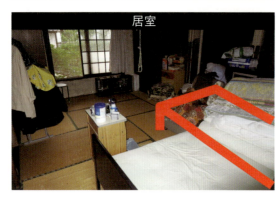

居室

| 環境 | ベッドの位置は、左写真（赤線部）のように変更すると入口スペースが広く保たれるため、出入りしやすくなる。また、ベッドは介護用ベッドのレンタルを勧める。 |
| 備考 | 今回、ポータブルトイレは使用しない設定となったが、膝の痛みに応じて、夜間はポータブルトイレの使用も検討が必要である。 |

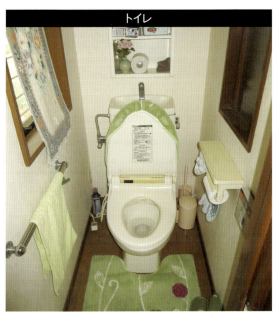

環境	扉をカーテンへ変更したことで、出入りがスムーズに行えている。歩行車を廊下に置き、トイレ内伝い歩きにて移動できている。
動作方法	伝い歩きの際に、タオルかけを支持することがある。体重をかけ続けると破損の原因となるため、窓枠や壁を伝うと安全である。
備考	必要に応じて、福祉用具事業所の方と手すりの設置またはレンタルを検討していきたい。

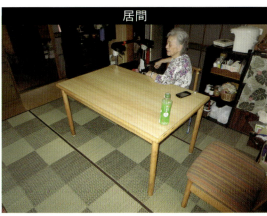

環境	こたつの環境からテーブルとイスの設定となったことで、膝への負担が少なく立ち座りが行えている。

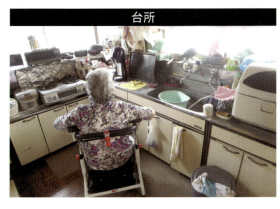

動作方法	台所で料理をする場合には、歩行車に座り行っていただくと安全に行える。料理を運ぶ場合には、歩行車のイスの部分に乗せて運ぶと安全である。

[新常識]
地域で暮らしていく意味を考える

クライエントが障害を持つことや何かしら支障を経て、
新たに暮らしを再建する作業を支援していくことが私たち専門職種の役割である。
「知る」「予想する」「適合する」「伝える」の段階を経てクライエントは暮らしを再開し始めていく。
この暮らしは、ただ単に家で生活をすることではなく、
地域という土台のうえで成り立つものである。
それは切っても切れないつながりでもあり、
このことを常に意識し、考えていく必要がある。
そのためには、いくつかの視点が重要となる。

地域のビジョンを描く

2025年に向けて地域包括ケアシステムが構築されている。クライエントが住む地域社会においても、その自治体や自治会でさまざまな体制が整い始めている。そこでの対象者の位置づけはどのようになるだろうか。クライエントは、介護保険を利用してサービスを受けるだけの対象者でよいのだろうか？今まで、生きてきた中で地元でさまざまな役割を担ってきた人や、担うべき人であったと可能性を認識する必要がある。そのためには、対象者の地域で何が行われているのかを知ることが重要である。

地域では、高齢者クラブやサークル活動、ボランティアなど、いわゆるインフォーマルなサービスといわれるものも含めて多くの活動が繰り広げられている。これらについて、クライエントに関連しているものや関連できるもの、関連しそうなものでビジョンを描くことが大切。これは、クライエントがその地域で暮らしていくために必要であると考える。地域で暮らしていくことは、誰かに頼ることや誰かに頼られることによって成り立っていく。その地域に認知されて必要になる存在になっているかまで責任をもって支援できるかが大切である。

たとえば、活動や参加が重要といわれている介護保険領域において、そこまで踏み込めていないクライエントも多くいるだろう。それは、本人の意欲の問題でもあるが、その地域で繰り広げられている活動を知らないという可能性もあるのだ。近所や自治会、さらに市町村ではどのような活動や集まりやコミュニティがあるのか。一部でも知ることができれば、対象者がどの位置づけでどのような活動が行えるかを予想することができる。

住み慣れた地域で暮らしていく中で、より深くクライエントを知っておきたい。

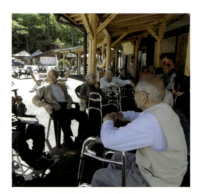

高齢者クラブの集まり

地域への浸透

病気などを理由に、一度は地域から離れて病院や施設で生活する期間が3〜6ヵ月程度あるが、その間も家族はその地域で暮らし続けている。短い期間かも知れないが、その間に地域との関係性にさまざまな変化が生まれてくる。近所の人からクライエントの病態を聞かれ、心配する声が聞かれたり、今までクライエントの役割であったことを残された家族が担うこともあるだろう。クライエントが今一度戻ることになった場合、今までとは違う流れで暮らしが進むこともあるだろう。すぐに地域になじむのではなく、関係性を再構築していく期間が生まれる。その時期に関わるセラピストは、常に地域にクライエントがなじむことができているのか、また、今までと同様に関係性を構築することができているかを肌で確認していくことが重要となる。この工程が、地域へに根ざした生活への第1歩となる。

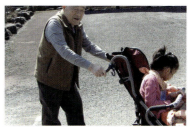

誰かが誰かを支える。それが自然とできるのが地域の強み。

地域の資源が何よりのサービス

介護保険サービスには、さまざまなサービスがある。通所系から訪問系まで幅広いサービスの中で、皆さんはクライエントにあったサービスを提供し、よりその人らしい生活を考えることであろう。では退院後の生活をイメージした時に、そのサービスがあることを想定して生活を組み立てていないだろうか。確かにサービスを入れることにより、生活は成り立つかもしれない。しかし、サービスだけでの生活は理想の暮らしとは程遠いものであり、クライエントの暮らしをより深く考える時には、地域の資源まで考慮したつながりが必要になる。

たとえば、サービスが限られている地域では、どのような暮らしが生まれるだろうか。過疎地でのリハ支援を通して考えてみよう。

山間部のとある過疎地は、介護保険サービスはデイサービスのみで、訪問系のサービスは一切ない。そこでは、地域住民同士がつながり合うことにより、お互いに支え合う暮らしがはぐくまれている。たとえば、料理や洗濯などの家事全般が困難になった認知症の方の生活では、近所の人が食事を届けにいき、暮らしをサポートしている光景が見られる。また、何時に電気がついて、何時に消えるのかを知っている近所の人は、いつもと違う時間帯に電気がついていないのを心配して、訪問して生存を確認するなど支え合う場面が見られた。2014年に起きた大雪災害の時には、孤立した村に自衛隊のヘリが物資を届けに行った際、近所同士がお互いの食事をサポートしていたため、食物を断るという場面まで見られたという。

サービスが充実している地域だけが暮らしが豊かなのではない。サービスが少なくとも、地域とのつながり、住民同士のつながりがいかに強く、いかに濃いかが、クライエントの暮らしを豊かにしていくかに関係するのではないだろうか。セラピストは、一度クライエントに関わった以上、暮らしを支援していきたい。しかしその暮らしは想像以上に幅広く、奥深いものである。充実した支援をするには、多くの活用資源を把握し、多くの専門職・地域住民とつながり支援を充実させる必要がある。

これらを踏まえて、次ページより3人の事例を紹介する。

[事例1]

脳腫瘍、両下肢麻痺

氏　　名	Hくん（16歳：当時）
家族背景	両親、祖父母、兄と弟
社会的背景	父親はタイル職人で勤務日は不定。母親は今回の発症を機に、生協の配達仕事を退職され、新たに午前中のみ、ブドウ農家のアルバイトを開始。ラグビーチームに所属しており、積極的にスポーツを行う少年であった。
社会制度	身体障害者手帳2級

心身機能

ROM（関節可動域）	左膝関節伸展−10°（ボトックス治療実施して改善傾向）ハムスト筋短縮著明か。両足関節背屈−5°（関節拘縮）尖足ポジションでの廃用あり。骨盤可動性低下（後傾ポジション）。
MMT（筋力レベル）	上肢4レベル。下肢2〜3レベル（特に左四頭筋は収縮あるのみ。ハムストは3レベル。（腸腰筋3レベル）体幹3〜4レベル（特に右腹筋群3レベル）
Sensory（感覚機能）	特に問題なし。
高次脳機能障害	注意障害、記憶障害、失見当識、構成障害、失読、失書、視覚失語、色名呼称障害

疾　患　名
脳腫瘍（胚細胞腫瘍）
尿崩症　てんかん

障　害　名
両下肢麻痺（特に左下肢の痙性は強い）、左上肢は手指に軽度麻痺（巧緻性低下）

活動（退院時）

- 起居動作……下肢を下ろす介助のもと起き上がり動作は柵を使用して自力で可能
- 移乗動作……トランスファーボードを使用しての全介助（母でも可能な介助）
- 車いす駆動…スタンダード車いすを使用することにより駆動力向上。実用性あり。長時間の乗車は困難
- 食事動作……セッティングは介助必要。摂取は自力で可能
- 整容…………セッティング、促しは介助必要。動作は自立
- 更衣…………座位保持困難なため、上下衣ともに全介助
- 排泄…………尿は尿器使用。失禁あり。便は3〜4日で浣腸施行。オムツ対応
- 入浴…………機械浴

参加（入院中）

車いす乗車時間にも疲労と痛みがあり、長時間が難しい状態であった。本人の性格もあって、他クライアントにも可愛がられる存在。そのため、病棟で行うお茶のみ会では歌を披露するなど交流は多かった。

こだわり・ニーズ

誰よりも母親を想い大切にしていた。将来の夢は、ラグビーのクラブコーチになること。これから車いすに長く乗れるようにしてチームの練習を見に行くことと旅行を望んでいた。少しでも歩くことができれば嬉しいと考えていた。

家族に提示した書類

❶現状での制度と可能なサービス内容

☀障害者自立支援法のサービスと医療保険でのサービス提供が可能。

☀今後は、支援センターと市の職員の２人がキーパーソンとなりサービス提案を行う。

①障害者自立支援法でのサービス

介護給付にて訪問介護（ヘルパー）、その他通所系サービスの利用可能。

→通所系サービスに関して、どのようなサービスを利用していくかは、市の障害福祉課や支援センターの職員と共に退院後の生活やサービスの検討を行う。

→障害程度区分の認定結果によってサービス可能な回数などが決定する。

②医療保険サービス

訪問系サービス（訪問看護、訪問リハ、外来リハ）の利用が可能。重度心身障害者医療費助成受給者証や小児特定疾患医療受給者証の制度活用が可能。

在宅生活プラン提示（入院中）

現状の能力では、母親の介助がどうしても必要な状態であった。しかし、母親も含めて在宅生活のイメージがつかなかったため、どのような生活になるのかを入院中からシミュレーションすることにより、少しでも生活イメージを高めることとなる。

❷在宅１週間の生活内容

	月	火	水	木	金	土	日
必要なサービス	通所系サービス（リハ・入浴）	自宅（訪問リハ or 外来リハ）	通所系サービス（リハ・入浴）	自宅（訪問看護）	通所系サービス（リハ・入浴）	自宅	自宅

＊できれば、入浴機会は週に３回程度必要。

＊訪問看護での便管理やその他疾患管理は必要。その他での浣腸などは家族で対応可能。

＊通所系サービスでのリハの機会はできるだけ必要。

❸１日の生活スケジュール（本人）

時　間	生活内容（本人）	生活内容（母）
6：30	起床	オムツ介助、更衣動作介助、ベッド→車いす移乗介助
7：00	朝食	セッティング介助
8：00	整容／車いす乗車して余暇（テレビ・ゲームなど）	セッティング介助、家事（洗濯・掃除など）
10：00	臥床（ベッドでの休憩）	車いす→ベッド移乗介助／買い物・できれば畑仕事 ※畑仕事に行く場合は、3時間程度は臥床時間を設ける。
11：30	離床	オムツ介助／ベッド→車いす移乗介助
12：00	昼食	セッティング介助
13：00	整容／車いす乗車して屋外散歩	セッティング介助／散歩（犬の散歩など）
15：00	臥床	車いす→ベッド移乗介助
17：00	離床	オムツ介助／ベッド→車いす移乗介助
18：00	夕食	セッティング介助
19：00	整容／車いす乗車しての余暇（テレビ・ゲームなど）	セッティング介助／家事
21：00	臥床（就寝）	更衣動作介助／車いす→ベッド移乗介助
22：00		オムツ介助
翌3：00		オムツ介助

＊現状プランでは最低6回の移乗介助が必要。

＊現状プランでは最低5回のオムツ介助＋尿器介助が必要。

＊母としては現状の介助量は実施可能な範囲と判断。

＊訪問看護、リハなどはこの間の時間を利用して実施予定。

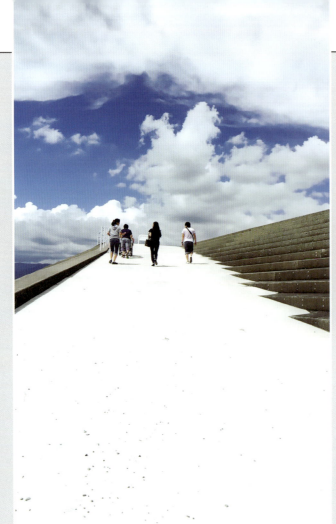
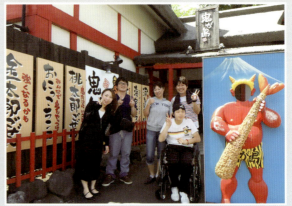
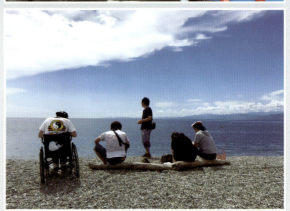

HE

自宅環境においては、車いすでの出入りを考慮してスロープの設置とワンルームで対応ができるようにする。特に大規模な改修は行わない設定とし、ベッドをレンタルする程度の調整になる。

退院後の様子

病院から在宅生活にはスムーズに移行ができ、その後、訪問リハでの練習を繰り返すことにより、車いす乗車時間も延長し、立位姿勢も安定することができた。

そのため、希望の1つであった長時間、車に乗っての旅行が可能となる。その旅行には、病院スタッフや訪問リハスタッフなどH君に関わった人と一緒に外出する機会となる。

まとめ

H君の支援は、脳腫瘍という病名からも困難であり、機能改善がとても難しい状況であった。さらに高次脳機能障害を呈していたことにより、積極的な練習が難しい状況も重なった。そのため、自宅生活を組み立てていくことに入院期間が費やされていた。しかし、その中でも入院生活から在宅生活へのスムーズな移行を行えたことは、入院中から在宅のイメージづくりを積極的に行ったことの成果といえる。環境が変化することは、本人も含めて家族も戸惑うことがあり、そのギャップを埋める努力が必要である。

また、今回は、生活から暮らしへの転換は在宅サービス提供者に託すことになった。暮らしのイメージを共有することにより、希望であった旅行を実現する機会を迎えた。リハ職は、すべてをその期間に終えることは困難である。しかし、同じく暮らしのイメージや未来を描くことができれば自分ではない次のリハ職が想いをつなげられることになる。

[事例 2]

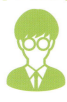

脊髄動静脈奇形、頚髄損傷（不全麻痺）

氏　　名	Jくん（15歳：当時）
家族背景	父、母、弟の4人家族
社会的背景	家族は、両親（入院中に父を亡くす）と中学3年（当時）の弟の4人暮らし。父は会社員で母は専業主婦であった。本人は高校1年生であり、今回の発症を機に休学となる。今後学校に戻る場合、留年となり本人は退学するかの選択も含めて悩んでいる状況。自宅は、団地生活であったが、今回の発症を機に自宅購入を検討していた。
社会制度	身体障害者手帳1級

心身機能（入院中）

ASIA（重症度スケール）	（右側）SensoryC7、MotorC7 レベル （左側）SensoryS1、MotorTh2 レベル

疾　患　名
脊髄動静脈奇形（頚髄C5／6レベル）

障　害　名
頚髄損傷（不全麻痺）

活動（経過を含む）

入院当初…… リクライニング車いすに乗車し、食事や整容動作は自立。その他セルフケアは介助を要する
入院中期…… 排泄コントロールと入浴以外は、ADL自立となる。車いす作製が始まる
入院後期…… スポーツタイプの車いすに乗車し、入浴も含めてADL自立となる

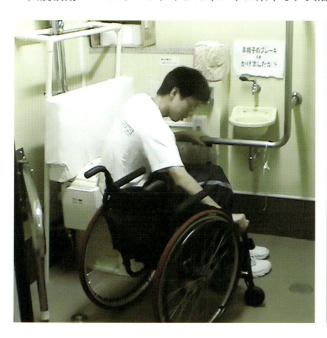
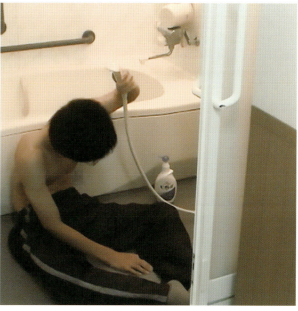

参加（経過を含む）

当初は、復学を悩んでおり日常生活を送ることで手いっぱいであった。

しかし、社会に出ている同じ脊髄損傷者との出会いから、車いすでバスケットボールを行うことに興味を持ち始め、最終的には復学を希望した。

こだわり・ニーズ

もう一度復学し、新しい友達と生活を送ること。また、車いすバスケットボールを通して、社会的にも自立していくこと。いつかは、同じ障がい者の役に立てる職に就きたいと考える。

Jくんにとっては、復学はとても重要なことであり、障害をもった体は自分も含めて周囲の人も受け入れられないのではないかと考えていた。しかし、これから生活していくうえで、誰かの手伝いを受け入れて助けてもらわなければ新しい暮らしは見えてこないことを理解した。そのため、新しい友達がこれからのJくんの大きな支えになることを認識したともいえる。

HE

自宅の改修は、トイレと浴室のみを重点的に改修を行う。

トイレは、手すりの位置関係や車いすの設置場所の確保を行う。浴室は、プッシュアップでの移動が行えるように全面的にすのこを敷き、手すりを設置することにより、浴槽への出入りを可能とする。

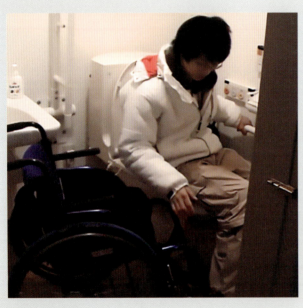
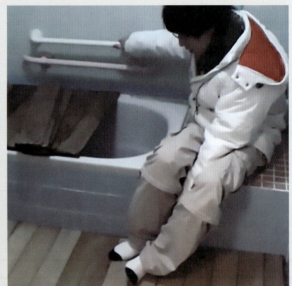

学校訪問

復学を希望したJくんには、学校の設定も重要となる。Jくんの暮らしの幅を広げるためには、学校訪問での調整が必要であった。

学校への出入りから教室の移動、階段の上り下りが必要な教室にはクラスの友達に車いすを介助で昇降する方法の指導も必要であった。また、机の高さを調整するためにJくん用の机の作成を行った。

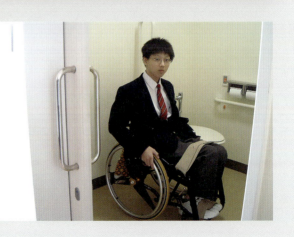

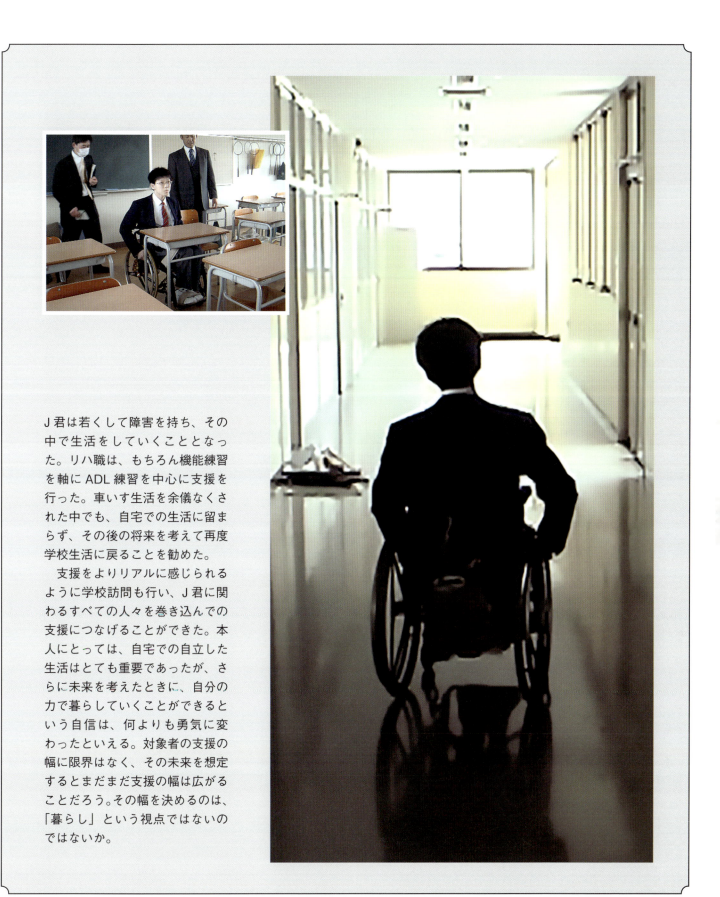

　J君は若くして障害を持ち、その中で生活をしていくこととなった。リハ職は、もちろん機能練習を軸にADL練習を中心に支援を行った。車いす生活を余儀なくされた中でも、自宅での生活に留まらず、その後の将来を考えて再度学校生活に戻ることを勧めた。

　支援をよりリアルに感じられるように学校訪問も行い、J君に関わるすべての人々を巻き込んでの支援につなげることができた。本人にとっては、自宅での自立した生活はとても重要であったが、さらに未来を考えたときに、自分の力で暮らしていくことができるという自信は、何よりも勇気に変わったといえる。対象者の支援の幅に限界はなく、その未来を想定するとまだまだ支援の幅は広がることだろう。その幅を決めるのは、「暮らし」という視点ではないのではないか。

[事例3]

バージャー病、両下腿術後切断・左手指切断

氏　　名	Oさん（69歳：当時）
家族背景	妻・娘・孫の4人暮らし。妻は本人と一緒に農家（いちご農家）をしていたが、現在は行っていない。長女は離婚しており、平日は仕事をしている。孫は保育園に通っている。次女夫婦は他市町村に在住している。
社会的背景	妻と2人でいちごや米農家で生計を立てていた。日記を書くことが日課であった。仕事熱心で性格も明るかったOさんは発症後、別人のようになってしまったと家族は感じている。
社会制度	身体障碍者手帳2級／介護保険／特定疾患医療受給者証

心身機能

MMT（筋力レベル）	両側4
ROM（関節可動域）	手関節、MP/IP 屈曲伸展制限残存、両膝関節伸展制限
疼痛	手指断端部の痛み、両上腕筋肉痛
認知機能	MMSE26点　ごく軽度の記銘力低下あり

疾　患　名
バージャー病

障　害　名
両下腿術後切断・左手指切断

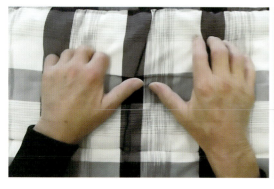
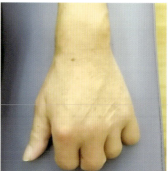
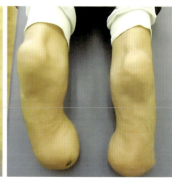

活動（経過を含む）

起居・移乗… ベッド柵を使用して起き上がり動作自立。プッシュアップで車いすへの移乗自立。
移動………… 車いすを自走して動作自立。床移動は、プッシュアップ台とキャスター付きの台に乗って可能。義足とピックアップ歩行器を使用して短距離の歩行可能
食事………… 右手での箸操作は問題なく、動作自立
整容………… 車いすで実施。片手での洗顔や髭剃り、口腔ケアが自立
入浴………… 車いすから床へ上り下りして動作自立。洗髪・洗体自立。
更衣………… 上下ともに動作自立
排泄………… 車いすから便座へプッシュアップで移乗し、座位でのズボン上げ下げで動作自立

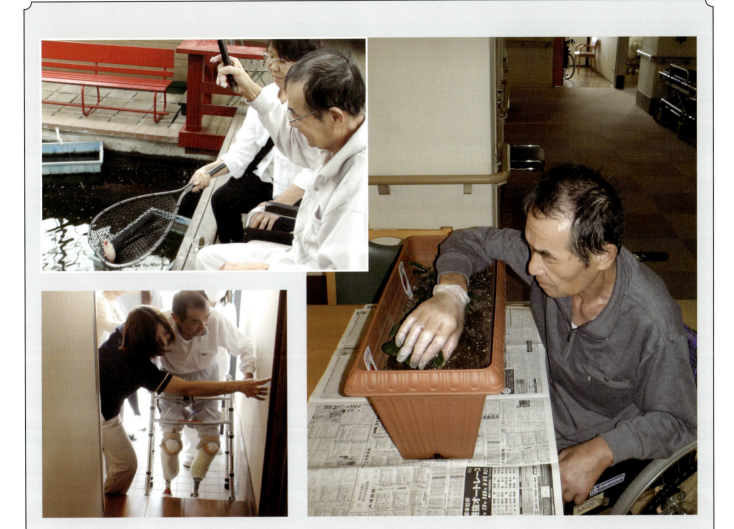

参加

仕事であるイチゴ作りも病棟では実施し、収穫する。

　趣味の魚釣りも、妻の付き添いのもと釣り堀へ行き楽しむことができている。孫と将棋をして、日中も活動ができている。

こだわり・ニーズ

発症後にこれからの生活像のイメージがつかず、生きていく自信をなくしてしまっている状況であった。これから、どのような手段で生活を送り、今までとは違う生活に希望をもっていけばよいのかわからず、不安が募ることが多かった。しかし、1つひとつの動作が行えるようになる中で笑顔も見られ、少しずつ将来の生活をイメージできるようになった。徐々に希望やこだわりが聞かれ始めた。

- 少しでもよいので歩きたい。歩いて自分の畑を見に行きたい。
- 老後は、痛みが少ない状態で楽に生活していきたい。
- 魚釣りや孫との交流は行っていきたい。
- できる限りお金はかけずに家を改修して生活していきたい。
- 妻をはじめ、家族に介護の負担をかけたくない。
- 食事やテレビを見るなどは、床に座って家族と一緒に過ごしたい。
- すべてを椅子生活にしたくない。

HE

移動＝基本的には車いす。入浴時や居間への移動は、床を走行していく。もちろん義足での歩行手段も提案するが、ひとまずは車いすでの生活として、今後のリハサービスでの機能向上を目指していくこととなる。

車いすの場合は、スロープを使用して出入りを実施。義足での歩行の場合は、今まで使用していた玄関に手すりを設置して上がり框の上り下りを実現していく。

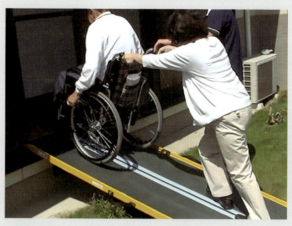

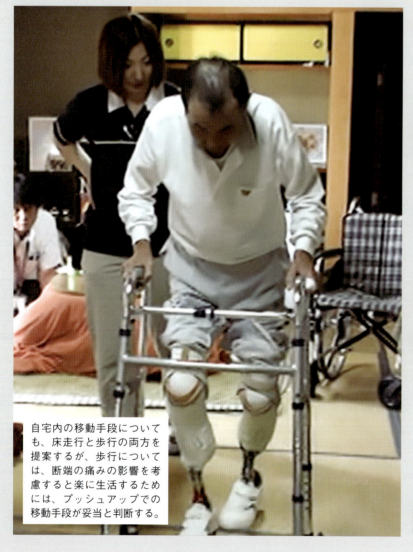

自宅内の移動手段についても、床走行と歩行の両方を提案するが、歩行については、断端の痛みの影響を考慮すると楽に生活するためには、プッシュアップでの移動手段が妥当と判断する。

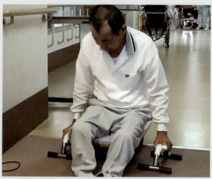

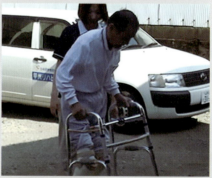

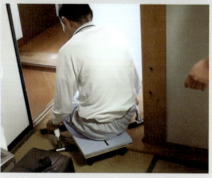

トイレ動作

尿器などは使用せずに自宅のトイレで排泄していくためには、寝室に新たにトイレの場所を新設する必要があり、場所と位置関係、手すりの位置などを本人の動作に合わせて提案する。

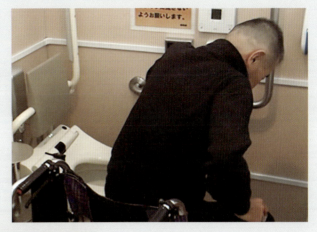

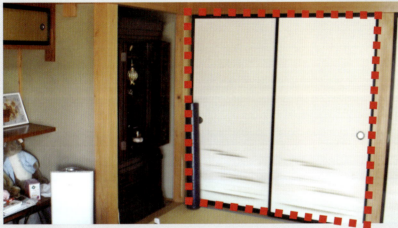

病院での動作が自立になっているため、手すりの位置関係も含めて病院のトイレの設定を自宅でも実現できるように提案。背もたれの寄りかかりはズボンの上げ下げを行う上では必要であったため、提案して設置をする。

トイレの場所に関しては、タンスの部分をトイレの位置に提案する。そのため、お仏壇の移動も提案し、対応できるように配慮していく。

入浴

自宅での入浴を希望されているため、福祉用具を使用することと、安全性を考慮してのヘルパーサービス利用を提案。浴槽台については、浴槽内のみの使用に留まらず、湯船に入るための台としての使用も提案した。ヘルパーは、その浴槽台の移動とバスボードから湯船につかるときの動作を支えることを助言。

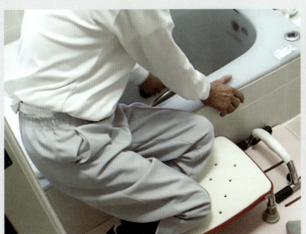
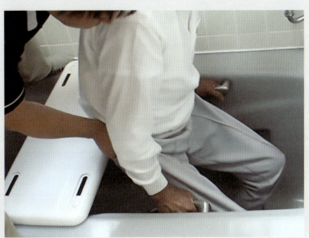

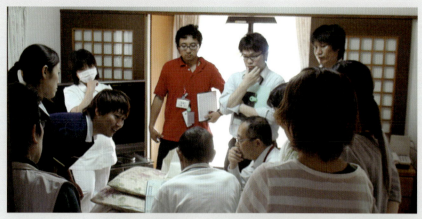

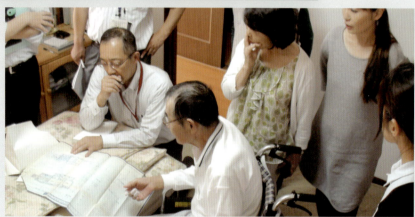

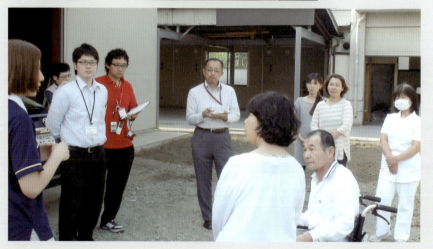

その他

HEでの多職種が集まる場において、事前の準備はもとより、その場の仕切りは重要になっていく。導入に関しては、ソーシャルワーカーが行う場合が多いと思われるが、いざ動作の確認や設定、調整の場においてはリハ職の仕切りが重要になっていく。いかに本人や家族、多職種の意見を尊重しながら構成していく流れを作るかは、HEの内容を左右するものとなる。

改修後動作確認

ワンフロアで、入浴以外のすべての動作が完結できるような改修となる。介護用のベッドをレンタルし、基本的には車いすでの生活が軸となる。義足での生活は今後も継続的なリハのもとで実現できるようにすることとなった。

おもに重点的な改修になったのは、トイレであった。トイレ動作が安定できるようにすることと、トイレで尿器などの処理も可能になるようにシャワーを設置することとなった。

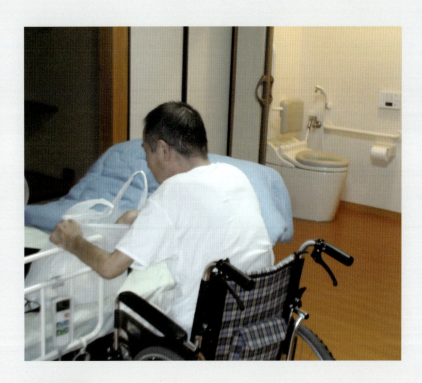

まとめ

車いすでの生活と義足の生活の両方を同時に検証するHEを実施した。Oさんの想いやこだわりは、歩行の獲得であり、その先には畑作業も残っている状況であった。しかし、基盤である生活を車いすを使って獲得することにより、今後の暮らしの幅を広げるきっかけを作ることとなった。安全や安心した生活を重要視することにより、車いすを提示するケースが多いと思われる。しかし、今後の暮らしの広がりを少しでも経験することにより、新たに義足での暮らしを想定したイメージを強く持てるのではないだろうか。可能性は少しでも本人に感じられるようにする設定を提示し、経験することが将来の展望につながるものとなる。

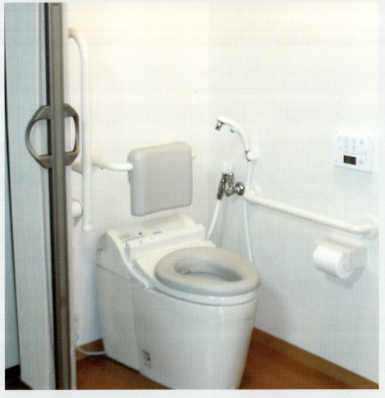

高齢者の視覚特性に配慮した色彩計画
視え方の違いを考えてみよう

TOPICS 4

高齢者の住環境整備において
「色」に関する評価や対策を行っていますか？
疾患の有無に関わらず、人は誰しも高齢になると
さまざまな身体機能の低下が見られ、視機能も同様です。
視力の低下や白内障の進行により、
色の識別が難しくなることがあります。

色の基礎

日常的に色を見たり、使ったりすることはあるものの、理論的に学ぶ機会はなかなかなく、個人のセンスの問題と捉えられがちです。

しかし、基本を知れば、機能面にも、精神面にも効果的な色彩活用ができるようになります。ここではその基礎を解説します。

①色が見える仕組み

色は、光の存在がなければ認識できないことは経験的にご存知かと思います。例えばりんご。りんごはもともと赤い色をしているわけではなく、光（可視光線）がりんごにあたり、光のもつ赤色系の長波長が反射され、残りの波長はりんごに吸収されます。その反射した光が人間の目と脳に届き、はじめて「赤色」と知覚するのです。

視覚、聴覚、嗅覚、味覚、触覚からなる五感から得られる情報のうち、視覚によるものが最大で8割以上ともいわれており、色や物体を認識できるかどうかは、生活するうえで重要な要素となります。

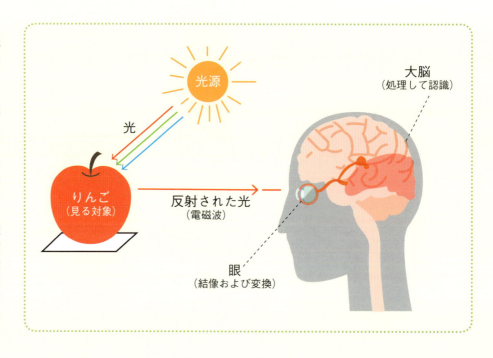

②色の三属性

色は、赤・青・黄・緑などの色味を持つ「有彩色」、白、黒、グレーなど色味を持たない「無彩色」に分けられます。有彩色の赤、青など色味の違いを色相、明るさの違いを明度、鮮やかさの違いを彩度、この3つをまとめて「色の三属性」といい、色を見分けるときの指標として使われています。有彩色は三属性のすべてを持ち、無彩色は明度のみを持っています。

また、彩度と明度が似た色をまとめてグループ化して表したものはトーン（色調）と呼ばれ、意味付けやカラーコントロールの参考に用いられることも多いです（右図）。

色相環上で向かい合った色、例えば、緑と赤は互いの補色（反対色）であり、コントラストの強い配色となります。しかし、色弱者（多くは赤が見えにくいといわれている）にとっては2色の差がわかりにくいことがあるので、明度や彩度でバランスを調整することが大切です。

[色弱者から見た視界（例）]
緑と赤はかけ合わせると一見華美でわかりやすい

実際の色

色弱者から見ると（イメージ）見分けがつきにくい

色弱者の視界（例）
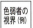

寒色と暖色など、明度と彩度を対比にしたり、模様や形を変えると見やすい

工夫

色の三原色（減法混色）CMYKについて

PCCS（日本色研配色体系）の12色相環
マンセル表色系を元に開発された日本独自の色の体系

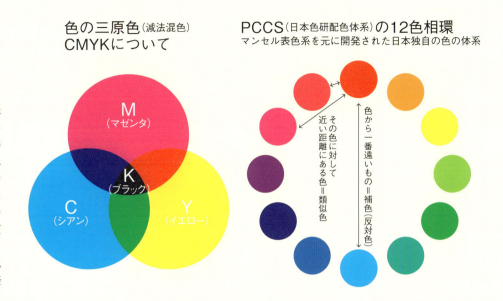

鮮やかな色の相環を、PCCS風のトーンの表にして意味を重ねた図
（PCCS：日本色研配色体系 Practical Color Co-ordinate System・トーン：明度と彩度が合わさったもの）

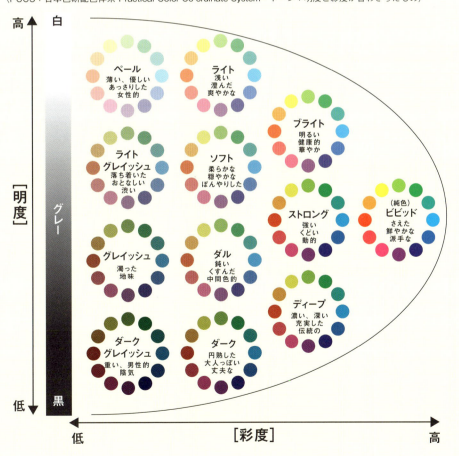

| TOPICS | 93

③色の心理効果と注意

色選び、その提案においては、色彩心理の効果も活用しましょう。左は色からイメージする感情や言葉を表した図です。しかし、一般的な色のイメージと、個々人の経験に基づく個別のイメージは別にあるため、注意が必要です。

例えば、ピンクは優しさや愛情のシンボルとして、穏やかにリラックスして過ごす部屋に用いられることが多いものです。ところが、例えば小学校時代に教師にひどく厳しく指導されたことがある方にとって、その教師がよく身に着けていた服の色がピンクだったとすれば、ピンクはストレスを感じる色となることもあるのです（もちろん、同じ経験をしていても、そのように感じない方もいます）。

一般的な色彩心理を基本知識として持ちながら、クライアントへ好みの色を尋ねたり、その色にまつわる思い出を確認しつつ、色彩提案を行うように心がけてください。

色から連想されるイメージ

- 🔴 勇気、愛情、勝利、積極的、危険、緊張、怒り、争い
- 🟠 家庭的、元気、にぎやか、陽気、わがまま、下品、八方美人
- 🟡 明るい、楽しい、活発、幸福、危険、緊張、不安、軽率
- 🟢 若さ、新鮮、癒し、安全、未熟、受動的、保守的
- 🔵 信頼、誠実、開放感、知性、不安、冷酷、悲しみ、寂しさ
- 🟣 神秘、高貴、優雅、感性、不安定、下品、孤独、二面性
- 🩷 優しい、幸福、解放、愛情、若い、繊細、幼稚、不安定、弱い
- 🟤 温和、安定、伝統、堅実、地味、頑固、退屈
- ⚫ 高級、神秘、自信、威厳、絶望、孤独、恐怖、暗い
- ⚪（灰）上品、落ち着き、穏やか、信頼、曖昧、無気力、憂鬱、地味
- ⚪ 潔癖、平和、祝福、勝利、冷淡、薄情、空虚、味気ない

※すべての色には、良い意味、悪い意味、双方のイメージが含まれています。カラー提案をする際は、そのどちらも理解した上で、機能的・心理的に、効果があると思われる色を選ぶようにしましょう）

👁 80歳代のほぼ100％が白内障に
視界黄変化に対してのカラーコントロール

目の水晶体の白濁と黄変が進行した状態が白内障です。白くかすみがかる、黄色を帯びて見える（視界黄変化）などの症状があります。これにより、ものが見えづらい、色の認識、特に白と黄色、黒と青、青と緑などの判別が難しくなり、転倒、バランス不良、認知機能、心理状態、日常生活動作などに影響をおよぼします。最近では早期に白内障手術をうける人も多くなっていますが、80歳代ではほぼ100％の人が罹患しているともいわれています。周囲の状況が把握しにくいことにより、転倒事故などの発生も懸念されます。家屋調査においては、視覚機能とものや色の見え方について必ず評価を行うようにしてください。

その際に役立つのが、オレンジや黄色のセロファンです。目の前にかざすことで、視界黄変化に近い状態でチェックを行うことができます。段差だけでなく、壁や床に対して、手すりや家具、調度品などの色の認識具合をチェックします。必要に応じて、夜間の状態、メガネ使用の有無などもシミュレーションしてみましょう。

白内障のみならず、視野狭窄や欠損、色弱などへの配慮や、誰もが見やすいユニバーサルデザインの視点としても、色にコントラストや明度差を強めにつけたり、形や柄などの手がかりをつけることが大切です。

[一例]

認識しづらい配色
- あいうえお
- あいうえお
- あいうえお

認識しやすい配色
- あいうえお
- あいうえお
- あいうえお

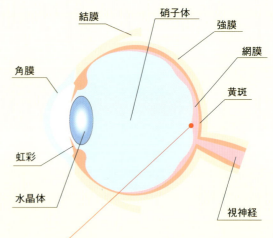

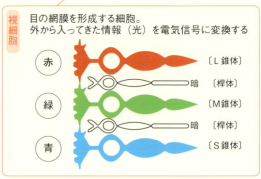

（上図）眼球と視細胞
（右下図）配色例。色のコントラスト、明度差が大きいほど見やすく、黒と黄色、黒と白、赤、青、緑、紫などのはっきりした色相と白は背景と文字が入れ替わっても見やすい。

※参考文献：東京商工会議所：カラーコーディネーションの基礎—カラーコーディネーター検定試験3級公式テキスト　第2版：pp22-35, 108-117, 東京商工会議所、2002
社団法人インテリア産業協会：高齢者のための照明・色彩設計—光と色彩の調和を考える—　初版：pp26-32, 50-57, 社団法人インテリア産業協会、1999
日本建築学会：高齢者のための建築環境　第1版：pp84-106, 彰国社、1998

コラム・トピックスでは、池田由里子が暮らしのリノベーションにつながる［住まいのインテリアリハビリテーション］についてお伝えしていきます。

赤の使い方、メリハリ。

白内障による視界黄変化の影響を受けにくい色に、赤があります。注意を促したいときや、モノの存在を確実に知らせたいときに効果的です。しかし、多用すれば住宅内が落ち着かない雰囲気になりますので、アクセントカラーとして使用し、配分やバランスに注意しましょう。浴室内の手すりなど、湯気でさらに視界が白くかすみがちな環境ではとくにおススメです。色がクライエントの好みではない場合は、浴室内でもわかりやすい、アクセントとなるような他の色を検討し、実際に見えやすいかどうか確認するようにしましょう。

一般的に、高齢者には全体的にパステル調やソフトな色が好まれると思われがちですが、個人差はあれ、視力や色覚の低下に対して配慮し、はっきりした色をアクセントカラーとして組み合わせて、メリハリのある空間づくりを行うのがおススメです。

色を選ぶ際に特に注意していただきたいのが、色のイメージです。たとえば青をイメージするとき、人によっては青空のような水色がかった青を思い浮かべるかもしれませんが、ある人は紺色を思い浮かべるかもしれません。色の決定は、可能ならばサンプルを取り寄せ、現物を関係者で確認し、指示する際もその色に表記された番号などで、伝えるようにしましょう。

住まいの色づかいは、クライエントだけでなく、同居する家族も含めて、長く愛着の湧く色を選びたいものです。クライエント本人の好きな色を伺い、それに対して明度差に配慮したアクセントカラーを加えるか、まわりを淡い色にするか、などでアレンジしてみましょう。

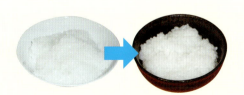

黒い茶碗に変えることで、白内障の高齢者の食事スピード改善と食欲増進の効果が見られた。（写真：医療法人福寿会　介護老人保健施設　ゆふいん　風香）

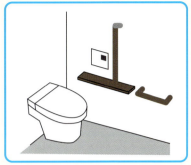

家庭でよく使用される明るい木目の手すりではなく、ダークブラウンの手すりを使用すれば、白い壁紙に対して明度差が大きく認識しやすくなる。クライエントの視覚機能に応じて手すりの色に配慮する。

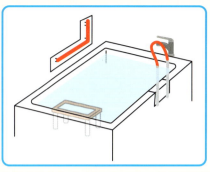

浴室は湯気で視界がかすみがちなため、手すりや椅子などの一部にアクセントカラーを用いることで、認識が容易となり転倒の予防もできる。

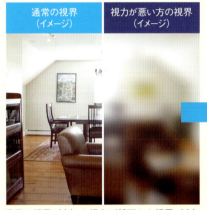

通常の視界（左）と視力が低下した視界（右）

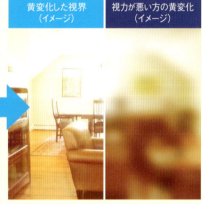

黄変化した視界イメージ。視力が低下した場合は右のように変化する

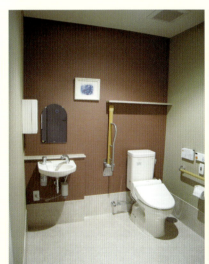

社会医療法人財団白十字会　介護付有料老人ホーム　ドリームステイのぞみ

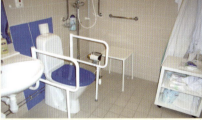

認知症デイサービスセンター Silviahemmet（スウェーデン）

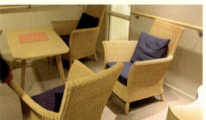

Spjelkavikheimen ナーシングホームの談話室（ノルウェー）

トイレの奥の面だけ、アクセントカラーを用いることで美観もよく、便器の位置がわかりやすくなっている（左、右上）。床、壁、家具の色が近い場合、座面の位置が分かりにくく感じることがあるが、アクセントカラーを用いたクッションや膝掛けをソファに置くことで、認識しやすくなっている（右下）。

TOPICS 5

美しい飾りで暮らしを演出
飾れば楽しい毎日

「"部屋を飾る"ことは、
クライエントやその家族が好みで自由にしてもらえばよいので、
福祉住環境整備として介入する必要はない。
危険性がないかどうかの確認はしている」
そんなふうに考えていませんか？
もちろん、趣味や嗜好性の部分として各自楽しんでもらってよいのですが、
セラピストの専門性と絡めてアドバイスできれば、
より暮らしを楽しく、前向きな気分にさせる可能性を秘めています。
さらに言えば、精神的な活性化や意欲の向上につながり、
認知症症状の改善なども期待できるでしょう。
では、どのようにアドバイスをしていけばよいのでしょうか。

 思い出や愛着のある品で生活に彩りと安心を
精神的な落ち着きを重視

たとえば、家族の写真、思い出や愛着のある品、お花や植物などを部屋に飾るという提案は、安心感や懐かしさなど、精神的に心地よい環境を作る方法の1つになります。

家族だけでなく、訪問リハなどで出入りするわれわれ専門職との会話の糸口として、コミュニケーションのきっかけにもなります。認知症の進行を遅らせる回想法の効果も期待できるでしょう。『看護覚え書』のなかで「色や形は回復の手段となる」「形や色は効果的に患者を苦痛な思いから救ってくれる」※と述べられています。

もし居室内に何の飾りもなく、殺風景な空間であるなら、まずはアルバムなどを見せてもらいながら、写真のエピソードを伺い、「気に入っている写真をいつも見えるところに飾ってみませんか？」と提案してみましょう。写真の横に花など、その人の好きなものを添えれば、お気に入りの飾りコーナーとなります。シンプルなレイアウトを好まれる方もいるので、まずはクライエントの好きなものや色、身の回りに置いておきたいものを確認し、理解したうえで提案することが大切です。

ちょっとした工夫ややりとりが、次の会話や行動、クライエントの意欲を促すきっかけになるでしょう。

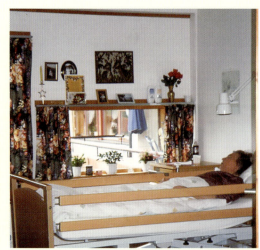

ノルウェーのEideナーシングホーム居室（2002年撮影）
窓から外の景色を眺めることができ、窓枠やその上部に写真や小物を飾っている。

※引用文献：ヴィクター・スクレトコヴィッチ（訳者：助川尚子），「ナイティンゲール 看護覚え書 決定版」，V変化 P111,114, 医学書院,1998

コラム・トピックスでは、池田由里子が暮らしのリノベーションにつながる[住まいのインテリアリハビリテーション]についてお伝えしていきます。

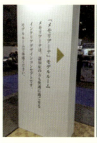
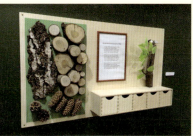
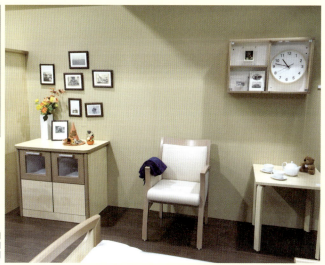

㈱ケアフォース　2015年HCRブースにて。認知症の方に暮らしやすい空間提案。幼少時、山間部で育ち、山でよく遊んでいたという設定。懐かしく、そして好きな色として緑をアクセントカラーに使用している。木の切り株のオブジェ、家族の写真などを飾り、生活の継続性を感じさせる心安らぐ演出がされている。
wissner-bosserhoff社メモリアーナシリーズ「アドベンチャーパネル」(中央)
　　　　　　　wissner-bosserhoff社「メモリアーナ　ドロワーチェスト」
　　　　　　　　　　　　　　　　　「メモリーボックス」
　　　　　　　　　　　　　　　　　「ベルセディア　チェア＆テーブル」

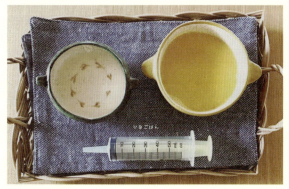

ミキサー食のテーブルセッティングの例（写真：ひらやまけいこ）。器は食欲の湧きやすい彩りになっているほか、食事を楽しめるようセッティングまで工夫を凝らしている。

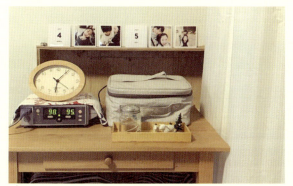

吸入器、吸引器等の収納（写真：ひらやまけいこ）。家具との調和を乱さず、かつすぐに取り出せるよう一つにまとめて配置している。ただ並べただけでは無機質な雰囲気になりがちなところを、クロスや小物、写真も飾りながら、家庭に馴染むように工夫されている。

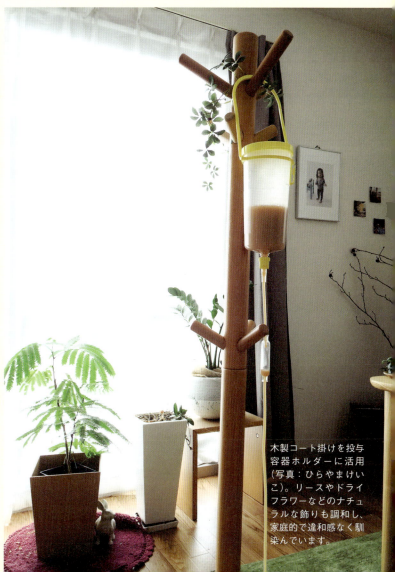

木製コート掛けを投与容器ホルダーに活用（写真：ひらやまけいこ）。リースやドライフラワーなどのナチュラルな飾りも調和し、家庭的で違和感なく馴染んでいます。

身の回りの工夫。
「それっぽくない」で気分を明るく

三角巾やチューブを止めるテープは医療用品ですが、「いかにも」な見た目が苦手というお子さんも。こんなときは、テープの上からペンで簡単なイラストを描いてあげると、気分も明るくなりやすいです（右写真）。三角巾の場合、大き目の布があれば代用も可能です。気に入った布を活用するのもよいでしょう。

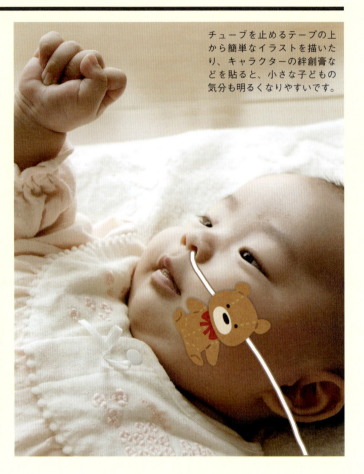

チューブを止めるテープの上から簡単なイラストを描いたり、キャラクターの絆創膏などを貼ると、小さな子どもの気分も明るくなりやすいです。

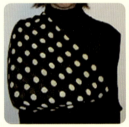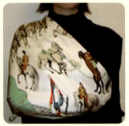

三角巾をスカーフで代用したケース。白い三角巾だと、いかにもケガをした人の雰囲気ですが、その日の気分で好みのスカーフを活用すれば、三角巾が装飾品へと様変わり、気分を明るくしてくれます。

住まいへのアプローチでは、
「安心」「安全」に加え、「快適」
という要素にも配慮したいものです。
キレイだな、楽しいな、
かっこいいな、美しいな、ほっとするな、なつかしいな……
そんな感情が
暮らしの中で自然に生まれてくる工夫、
これも大切な
福祉住環境整備の1つです。

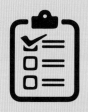

|新常識5| 知っておきたい建築の知識・技術

建築「ソコのトコロ」

家のことは知らないけど、
知っておかなきゃマズいと密かに思っているあなたへ

伊東誠三／一級建築士・福祉住環境コーディネーター1級

⑴建築士からの視点、住環境整備
⑵「そうか、家ってこうだったんだ」
　1. 玄関ポーチ
　2. 玄関周辺
　3. トイレ
　4. 浴室
　5. 洗面脱衣室
　6. キッチン
　7. 階段
　8. 廊下
⑶建築ギョーカイ用語
⑷さまざまな職人たち
　〜17種のプロフェッショナル〜

[新常識]

暮らしに「ちょうどいい」を「建築」で創る

超高齢社会を目前に、住み慣れた地域で自分らしく安心して暮らすための手段には、医療、本人の残存能力、福祉用具の活用、家族の支援や、介護保険を中心とした社会資源の活用と共に、住環境の整備がある。

これまで私たちが「建築と福祉は背中合わせ」と思っていた時代から、高齢者の「住環境整備」に対する意識は、建築業界のみならず、医療福祉業界においてもここ数年大きく変わってきたと感じられる。

「完成度の高い住宅改修」を行うために必要なのは、本人、家族はもちろん、ケアマネジャー、セラピスト、福祉用具業者、建築業者との「異業種の連携によるチーム」が欠かせないのは言うまでもない。

公的介護保険が始まった頃、在宅サービスの1つである「住宅改修」において、介護保険の案内人であるケアマネジャーは、社会資源や制度などはわかっていても、住宅の構造はおろか「建築」のことなど全く無縁でよくわからないので、できれば"丸投げ"したいといった声もあった。

セラピストにおいては、身体機能や能力は理解できているが、いざ自宅へ帰るといった時の退院前訪問（住宅改修）について、建築の知識不足により、適切なアドバイスが満足にできていない実情がある。

一方、建築業者は、壁の裏や建物の構造などの建築の知識は満足にあるものの、本人の身体能力の把握や、疾患の性格やその予後などを言われても理解できない。そのため、手すりの設置についても、その位置や形状が本人にとって適切かどうかの判断もつかない。

これは言うまでもなく、それぞれのプロが持つギアの「専門性」が中々噛み合わないために起こることと、それをコーディネートできる（する）存在（人材）もなく、いわば「なるべくしてなってしまっている」ということが現実である。私たち専門職が「住環境整備」を考えた時、本当に安心して暮らしたいと考えている本人や家族にとって、これが「最適解」なのかといったジレンマが、介護保険制度がはじまって17年が経過しても、いまだに長

く続いているのが実情である。

セラピストに「建築士並の知識や技術」などは必要なく、本当に必要なのは本人家族が住み慣れた地域で自分らしく安心して暮らすために「ちょうどいい最適解の住環境の提案」をできる意識を持つことである。「技術者」や「専門職」ではなく「支援者目線」が重要である。

「建築を学ぶこと」は、明日からでもすぐにできること（できそうなこと）、ちょっと頑張ればできることである。そのハードルは高くないが、スタートしないことにはゴールはない。

自立支援を考えた場合、「建築」には、人的支援や福祉用具と違い、「建築」でなければできないことは沢山ある。

私は常に「建築に強いセラピストたち」が、いつもそばにいる時代がくればいいと思っている。同時に「医療福祉に強い建築士（工務店）」が増えることも願っている。暮らしに「ちょうどいい」を「建築」で創る。

一歩一歩、未来へ、共に。

建築士からの視点、住環境整備

前略、伊東さん。先日家のお風呂へ手すりを付けていただいた〇〇市〇〇町のSです。この手すりのおかげで、半年ぶりに我が家のお風呂へ1人で入れるようになりました。本当にありがとうございました。

この仕事を始めて半年くらいの時に、当時80代前半のお客様からいただいた1枚の「お礼のはがき」である。

私が「福祉住環境工事」に興味をもち始めたのは、今から17年前の2000年、ちょうど介護保険が始まった年である。

それまでは建築屋として漠然と「高齢社会」というものは意識していたものの、高齢者のご家庭に手すりを付けたり、段差を解消したりといった工事はほとんどなく「工務店も、これから高齢社会にむけて仕事をがんばろう」という意識も薄かったと思う。

2000年に介護保険が始まって以降、情報や技術収集のため、東京ビッグサイトで毎年開催されている「国際福祉機器展」にはよく行ったものである。

ハンドメイドの自助具から最先端技術を活用した介護ロボット、福祉車両など、大手医療機器メーカー、情報通信関連、自動車メーカー、大手上場企業から中小企業までの600数社が、このときを待っていたといわんばかりにこぞって出展し、まさに「福祉ビジネスのはじまり」を期待した時代でもあった。

建築分野においても、多くの建築建材機器関連メーカーが「介護保険を使った住宅改修」を意識して、手すりをはじめ、建材、衛生機器など、手探りながら高齢社会に向けたさまざまな商材を売り込み始めていた。

その当時は私も御多分に洩れず、さまざまな手すりの種類の選定方法や、設置技術や施工方法など悩むことも多く、試行錯誤の連続であったことを思い出す。

「福祉住環境整備工事」は、一般に行われる外壁リフォームや部屋の増築や模様替え、トイレ・浴室キッチンなどの水廻りのリフォーム工事とは違い、「人や暮らしに対する工事」であり「本当に喜ばれる仕事」なんだと感じ、そこからこうした性格の工事に対する、私の意識が大きく変わっていった。

筆者も病院でのリハビリテーション（機能回復練習）を受けたクライエントが、いよいよ自宅へ帰る準備をする中、セラピスト、ケアマネジャー、ソーシャルワーカーまたは福祉用具業者の各専門職種数名と共に自宅に出向き、住環境整備の提案をする機会が数多くあった。

一方、手すりの設置や部分的な段差解消などの小規模工事では、ケアマネジャーと本人のみで行うHEも経験し、色々な家庭、その「場面の現実」を数多く見てきた。

福祉住環境の工事を行う際の打合せにおいて、

①本人と大工さん（建築）とケアマネジャー

②本人とOTまたはPT（セラピスト）とケアマネジャー

といくつかのパターンがある。

| 新常識5 | 知っておきたい建築の知識・技術　**101**

「トイレの手すりの工事」だけであればよいが、本人の身体機能、排泄、入浴、食事、就寝、外出などクリアするべきことが多く、また課題などがある場合は、他職種の関わりが必要となる。

身体を中心とした機能回復練習や、「生活」に必要なリハビリテーションを終えた患者さんは、住み慣れた我が家に帰る。これに伴い、退院後スムーズに切れ目なく、医療、介護サービスなどが利用できるように、本人・家族と共に、主治医の意見を含め、看護師、薬剤師、リハ担当者、栄養士、相談員など院内スタッフと、ケアマネジャーなどの地域サービス提供者と会議を行い、安心して退院できるように療養生活上の助言、住環境や注意事項などを確認する。

また理学療法士や作業療法士も、この会議においては大事な役割で、その責任は重く、その資質も問われる時代となった。

在宅生活においては、主となる生活空間（専用居室とも言う）を中心に、それぞれの「生活シーン」である排泄や入浴、食事、就寝、また室内の移動方法（手段）など身体機能に合わせ、ベッドや杖、あるいは車いすの福祉用具との整合性も考慮し、家族も安心できる安全で無理のない日常生活動作をしっかりイメージしての「最適解の提案」をすることだろう。そこには専門職

として本人の希望を取り入れることと、家族にとっても「安心した生活を送りたい」気持ちに寄り添い、しっかりとした対応が求められることは言うまでもない。

私たち建築畑の者から「福祉業界」を見ると、「福祉関連職」とりわけ「理学療法士」や「作業療法士」「言語聴覚士」といわれる3士は、それぞれが活躍しているフィールドも、病院や施設での内勤のリハ職や訪問系のリハ職など、さまざまである。筆者は、この仕事の実務を経験したり、福祉関連職能団体等において「福祉住環境」をテーマとした講演会を通じ、多くのケアマネジャー、ソーシャルワーカー、理学療法士や作業療法士の方々と知り合うことができた。おかげでそれぞれの職種はどんな役割なのか、どういった立ち位置なのかが、少しずつ理解できるようになってきた。

それでも当初は、病院などに改修工事の打合せなどで出向く時、似たような服装である理学療法士や作業療法士の場合、どちらがどの職種の方なのか、判断がつかなかった。住宅の建築現場にいるスタッフが、何の職人なのか区別できないのと同じだとお考えいただきたい（この内容はP120へ）。

さて、話は戻って「建築士」と一括りに言っても、建築設計事務所で図面を書く建築士、現場監理をしている建築士、工務店に所属している

建築士、市役所などの行政で活躍している建築士など、その形態は福祉関連職と同じくさまざまである。

建築業界の「設計部門」においては「意匠」「構造」「電気設備」「機械設備」とそれぞれの設計分野に分かれる（さらに米国では「家具設計」が入る）。施工においては、基礎工事、鉄筋工事、木工事、内装など、その「専門性」が高いことから、分業化が進んだ業界である。

今後、福祉住環境整備工事に立会い、大工さん（建築業）の方々と共通用語も理解でき、建築業の方から「こいつ何者……？」と一目置かれるような「スーパー理学療法士」や「スーパー作業療法士」となることを目指していただけるきっかけとなれれば幸いである。

「福祉と建築」は距離があるようだが、実は近い存在だと感じている。「建築に強いセラピスト」が必要な時代はすぐそこまできている。この章では、リハビリテーション職に対して、私の過去の経験や実践から得た「建築への視点」を学びとっていただきたい。リハビリテーション職のみでも安心安全でしっかりとした住環境の提案ができるヒント、また、誰も教えてくれない建築の知識技術や雑学を、異業職種に向けた目線で分かりやすくお伝えする。

そうか、家ってこうだったんだ！
建築の知識・技術「現場」はこのあたりから見ると楽しくなる!

[玄関ポーチ]

タイルの枚数がわかれば、定規はいらない。

屋外ポーチに手すりを設置しようとする場合、タイル貼りだとすぐに平面的な寸法がわかる。

多くの住宅の玄関ポーチで使われているタイルは100mm×100mm、150mm×150mm角や200mm×200mmの場合がほとんどである。このためタイルの枚数を数えていけば、コンベックス（スケール）は不要といえる（タイルは150角と呼ばれるものの実寸は144mmである、目地幅を6mmとしているためである）。

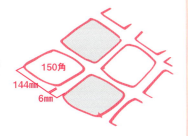

熱い、冷たいのない樹脂で覆った手すり。

さわると「熱い」さわると「冷たい」手すりではダメ

ひと頃は屋外手すりというと、公園などで見られる耐候性のあるキラキラしたステンレスが主流であるが、夏の陽の当たるところでは火傷をするくらい熱く、冬は凍るくらいに冷たくなる。

現在では樹脂を被覆した「人の手にやさしい」幅34mm程度の手すりが主流となった。玄関ポーチは「家の顔」の一部なので、使い勝手はもちろん、「美観」にも留意したい場所の一つである。

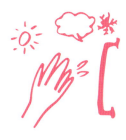

段差のあるポーチに手すりを設置したい

屋外手すりは1/10スケールで書いてみる

建築基準法では、原則的に地盤面から1階床まで450mm以上確保することが求められている。このためどうしても玄関外のポーチに段差が発生してしまう。ポーチ階段へ屋外手すりの設置を考えた場合、階段部分の手すり高さを決めるとき、1／10スケールで階段断面を方眼紙（升のある紙）を用いて書いてみると、適した高さの処理ができる（本人に合わせることは言うまでもない）。

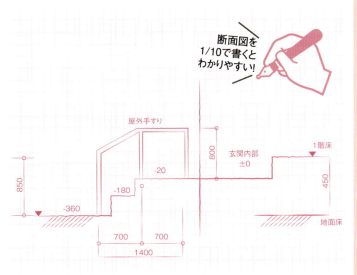

タイルの下は
どうなっているの？

**コンクリートと
モルタル下地で支える**

一般に屋外床タイル貼り（湿式施工）の場合、タイルの厚みが7～12mm程度。この下はセメント分量をあまり混ぜていないモルタル（タイル下地）で不陸（高さ）を調整する。タイルとモルタル下地の厚みはおよそ35～50mm。その下は厚み120mm程度のコンクリート土間が打設されているのが一般的である。土間の高さを間違えた結果、タイルと下地モルタルの厚みが80mmなんてこともたまにあるので注意したい（長いアンカーボルトでないと施工できない）。ちなみに屋外用床タイルの裏目は接着性を高めるため、ゲタ状となっている。

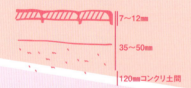

手すりは
進行方向どちらに
設置するの？

**降りる際につかみやすい手を
「利き手」として設置するのが◎**

当然だが、家に入るときと出かける時は、手すりを持ったり掴んだりする手が変わる。これは両上肢が健全であれば問題ないが、下がるときだけ「バック」して下がるなど、身体能力（状況）によりその対応がまちまちである。また「両側に手すりを設置すればよい」というのもあまり現実的ではない。

基本は「下り利き手」側、これは飛行機の離着陸にもいえるが、「離陸の3分着陸の8分」を「魔の11分」という。上がるより下る時の方が「危険」であることから「下り利き手」が原則となる。

適しているのは
スロープ？
それとも階段式？

**本人の身体状況、使用している
福祉用具との兼ね合い**

一般的に、玄関ドアのポーチから地盤面、建築用語でいうとGL（グランドレベル）までは120mm～350mmとその作り方はまちまちである。

スロープでも階段でも自力歩行が可能であればどちらでも問題ないが、クライエントの歩き方が「すり足」であったり、足が思うように上がらないケースなど、スロープが適している場合もある。

しかし、何でもスロープを付ければよいというものではなく、本人の身体状況との整合性も当然考慮しなくてはならない。

自走式や介助による移動であればスロープが適しているが、このときの勾配やスロープ幅にも注意が必要である。

建築での勾配の表記は
どうやって計算しているの？

**水平距離1000mmに対して、10mm上がれば1％
（1/15 = 1500mmの長さで高さ100mmの昇降）**

高速道路などの道路標識には「道路勾配」を％（パーセント）で表す標識を見かけたこともあると思うが、水平距離100mに対して1m上がれば1％となる（道路勾配％ =100×垂直距離m/ 水平距離mで求める）。中には「15％上り急勾配」などと標記している場合があるが、その数字の根拠をすぐに理解できている方も少ないと思う。建築業界では、「1/15」「1/10」などと表現している。

1/15は、1500mmの長さで高さ100mmを昇降する寸法標記となるので、道路のような長くて大きなスケールモデルとは異なり、分かり易い標記でもある。建築図書（設計図）で屋根勾配を表す場合では3/10（3寸勾配）とか4/10（4寸勾配）といった標記がなされる（●/10）の10は固定値）。ちなみに、瓦屋根（三州瓦など）での勾配は4/10以上の屋根勾配でないと漏水の恐れがある、金属屋根等では1/10の緩勾配でもOK）。

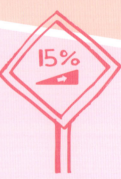

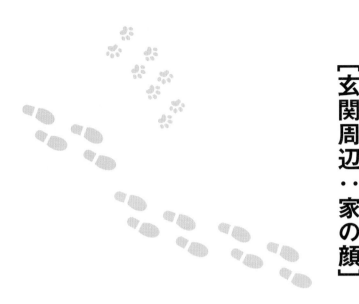

[玄関周辺∵家の顔]

玄関には必ず段差がある

靴の着脱時の姿勢にもよるが、多くは式台の設置で段差を解消

玄関土間から上がり框までの寸法は200mm～300mmが一般的な「日本の家」といってもよい。

ここでは靴の脱ぎ履きを行うが、立ちながら行うのか、床に座って行うのかによって、「玄関の通過の仕方」がある。過去に玄関の床段差解消工事を行った事例などなく、その多くは「式台」の設置で対応することが多く見られる。

「式台」簡単な段差対策

上がり框の段差を分割することで、昇り降りをより円滑に

上がり框より一段低い段の部分で、もともとは武家屋敷において、来客が草履を履かずにカゴに乗れるよう作られた板張りの部分を指していた。玄関土間から上框までを1/2の高さで昇降させるために、木製での既製品か集成材での製作品を設置するのが一般的である。製作品の寸法はオーダーが可能なので、幅や奥行き、高さなども指定しながら作ることが可能となる。式台の材料は集成材といって、ボーリング場のレーンのような寄せ木で作られている。これは木の「反り」を防ぐための手法で、建築では大きな平板を無垢（むく）材で作ることはあまりない。

手すりはほしいけど、見た目がちょっと……

玄関なので見た目も大切 クライエントの気持ちを確認しておくと◎

家族からも「本人が安全で使いやすい手すりをつけて欲しい」といった要望はあるものの、玄関は家の出入口であり、当然第三者が入ってくるスペースでもあることから「見栄え」を考慮して素材や位置を選択することもある。トイレなどの水廻りに手すりを設置する場合、あまり見栄えのしない下地板を設置して工事を行うこともあるが「何でも同じ板を付ければよい」というものではない。使い勝手も大事だが、見栄えも同じくらい大切な要素である。クライエント本人や家族も「口には出さないけれど、少しはそう思っている」と考えた方が無難である。

玄関では「動作」を分けて考える

椅子が便利 「降りる」「座る」「履く」 3つの動作に分けて必要物品を探る

玄関土間にある自分の靴を目がけ、手すりに掴まりながら右足または左足から「降りる」と「履く」の同時動作、「降りて」から「履く」動作、また「降りて」椅子に「座って」「履く」動作は3つに分け、そのうえで必要なものを探っていくと整理がつきやすい。たとえば埃っぽい土間へ裸足や靴下のまま降りるのに抵抗がある方がいる場合、ホームセンターで売っている500mm×500mmのカーペットを何枚か足元に敷くと抵抗なく、しかも安全に靴の脱ぎ履きもできるため、出入りもスムーズに行えるはずである。

|新常識5｜知っておきたい建築の知識・技術　　105

意外と気になる「方角」

玄関を新しくする場合は南東を意識 北東と南西は避ける。
道路や敷地条件など、いくつか確認しないといけないことがあるが、一般的に家相学や風水などでは「南東の玄関」が「吉方位」とされている。

　南東は飛躍運、希望運、繁栄運など人の縁に恵まれるとされる方角である。また太陽の昇る方位でもあることから1日の始まりを意味し、新しい気が入ってくるといわれている。一方で避けるべき方角は北東と南西の中心からそれぞれ15度づつ（合計30度）。家相による判断で鬼門の方角であり避けた方が良いとされているためである。

方角に意識すると使い勝手が悪くなってしまう……

利便性を考えるなら 生活時間の長いリビングやキッチンを南東に
一昔前では、家相学が重んじられた時代もあったが、それに縛られてしまうおかげで使い勝手の悪い家となってしまっては本末転倒となってしまう。また家相に趣をおく人は少なくなってきているような気がする。

　合理的（利便性中心）に考えた場合、朝日のあたる南東の位置へは、通過するだけの玄関ではなく、リビングやキッチンなど1日のうち1番生活する時間が長い用途のゾーニング計画（空間を機能や用途別にまとめて、いくつかの小部分に分け、それぞれに必要な空間の大きさを設定し、相互の関連を見たうえで、空間の中での位置関係を決定する設計手法）が理想だと思う。最近筆者の設計手法は、家相学を基本としつつ、玄関やトイレを鬼門から外して北西又は北東位置へ玄関を配置して、南側の日照や通風を考慮した計画が合理的かつ心地よい空間ができると考えている。

玄関ドアの蝶番の位置は左右どちらがベストなのか

「外からみて右」が正解。 国内では玄関引き戸が人気
昨今建築しているハウスメーカーなどの住宅建築を見ると、どういった理由かは不明であるが、外から見て左側の吊り元で設置してある玄関ドアを目にする。（左利きでは良いが）右利きの場合、これでは外から入る際、左手で玄関ノブを持つといった人間工学的には不自然である。

　基本的には外から見て右吊り元で、利き手の右手で開閉するのが原則と考える。最近のドアは断熱性を重視するので、それなりに重い。またキーシステムなどの防犯性にも優れ、従来の鍵ではなくカード式や車のようなノータッチ開閉も普通に見られるようになった。ちなみに欧米では内側へ開くドアが一般的である、これは不審者対策で、全体重をかけてドアを押して閉め、家具などを置いた防犯対策からである。日本では靴を脱ぐ習慣から履物を脱ぐ場所を確保するため、限られたスペースを最大限に利用するためと言われている。また最近では玄関引き戸の人気が高まりつつある。

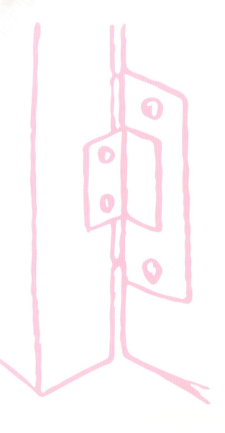

[トイレ：落ち着く個室]

水洗じゃない！トイレットペーパーもない！ちょっと昔の和式便所

昭和30年代は汲み取り式の和式便器が主流で、においを漏らさないように木製の蓋が便器につけられていた。ゴミを外に掃き出すための掃き出し窓なども備え付けられており、トイレットペーパーはロール式ではなく、大きめの四角いちり紙を箱に入れて使い、手洗いは吊るされた手水を用いていた。今でも残る「狭い、暗い、汚い」のイメージは、この頃の印象が影響していると思われる。昭和50年代後半までの日本家屋では、こうしたイメージのトイレが一般的で、下水道整備はおろか浄化槽が普及するまではバキュームカーが汲み取りに回っていた時代である。現在、あなたの目の前にいる高齢者は、今で言う「劣悪」な排泄環境を経験してきた方もいることを、念頭にいれておこう。

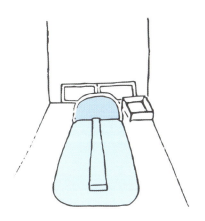

「スイッチルーム」って何？

トイレの別称です

はばかり、雪隠（せっちん）厠（かわや）、手水（ちょうず）、ご不浄、閑所（かんじょ）など、この時代だけでもこれだけの呼称に加え、便所、トイレ、レストルーム、WC（Water Closet：ウォータークローゼット）に化粧室など多くの呼び方がある場所も珍しい。ちなみに、最近オープンした渋谷のヒカリエでの呼び方は「スイッチルーム」である、気分をスイッチする場所ということだ。

和式から洋式便器へ

足腰に負担がかからないトイレが普及

昭和30年～40年代にかけて作られてきたトイレの多くは、平式便器や汽車便（昔の汽車式）が普通であった。当然、立ち上がりや立ち座り時は、足腰に大きな負担がかかる。昭和50年代～60年代は洋式トイレが普及してきた時代である。

狭い便所は使い勝手が悪い

立ち座りで扉に頭がぶつからない広さが理想

現在でこそ、便器の洗浄タンクがなくなり、狭い空間を少しでも広く見せる工夫がされているが、便所の最低必要寸法は、長手寸法有効で1,240㎜有効幅は770㎜が限界であり、これは立ち座り時の前屈みとなった時、頭がぶつからない最低寸法である。

しかし最近のトイレ事情は、明るく清潔感たっぷりで広い空間となった。

洋式便器は「一体型」と「組み合わせ便器」がある

タンクの有無は価格や機能に大きな差がある

「一体型」は「便器」「タンク」「便座」が一体になったもの。「組み合わせ便器」とは、床に置く「便器」、「タンク」と「便座」の3つの部材に分かれる。

タンクレスタイプにはそれほど多くの選択肢はないが「便座機能」は暖房、温風乾燥、オート開閉、清潔機能、エコ機能、洗浄機能などさまざまな機能を備えており、世界的に見ても目を見張るものがある。

一方、組み合わせ型のものはタンクレスのものより設置価格が安価という利点もある。クライエント・家族の希望を取り入れ決めていきたい。

トイレドアはアウトセット引き戸がお勧め

本人の身体状況、使用している福祉用具との兼ね合い

トイレ入口が開きドアの場合、開き方向も廊下側に開くのが一般的だが、内開きは最悪である。これは万が一トイレ内部で倒れてしまった場合、開けることがまず不可能になるからである（筆者は過去にこの状況でバールを使ってこじ開けた経験がある。とても危険なトイレドアだと感じた）。

これを解消できる方法として、廊下側を走行するアウトセット引き戸がある。上吊り式なので動きも良好で、敷居やレールも不要。現在ではミリ単位の寸法オーダーも可能となった。

トイレの床って何で段差があるの？

トイレ用スリッパをスムーズによけるためほんの少しだけ段差をつけている

洋風文化の流れを受け、家の中でも裸足からスリッパを履く習慣がはじまった。しかも室内履きとトイレのスリッパは分けて使うのが一般的である。このためトイレで履き替える時、廊下の床とトイレの床段差は、60mm～80mmほどトイレの床を高くすることにより、スリッパをかわすことが容易にできるようになった。トイレのドアが内開きの場合はトイレの床の方が低くなっていることもある。いずれにせよ、近代の住宅建築の流れは、こうした弊害を生むことがわかる。

洗浄方法にもコンセプトがある

洗浄機能の角度に各社の工夫と違いがある

一度自宅のトイレを見て欲しい。「ウォシュレット」はTOTOの登録商標であり、一般的な名称は「温水洗浄便座」である。因みにLIXILでは「シャワートイレ」という。

実は名前だけでなく、洗浄機能にも各社の違いがあることをご存じだろうか。「シャーッ」と出てくる温水の洗浄角度は、TOTOでは43度。これはノズルの汚れ防止のため、遠隔放水をしているためである。

一方、LIXILは72度で、下から直接的に放水をしている、これは痔持ちの方などに配慮し、奥までの洗浄を考慮したものである。便座は毎日使うもの。1度ご自宅の便座をお尻にあたる感覚と共に感じてほしい。

[入浴スペース：浴室の変遷]

やっぱり、お風呂が好き。

日本人は世界に類をみないほどお風呂好きといわれる。お風呂は身も心もリラックスできる場所の性格から家庭をはじめ社交の場としての役割もある。その文化は独自の発展を遂げてきた。

日本人においては、特に高い温度での入浴を好むといわれ、40～43℃程度が好まれるといわれる。『徒然草』の吉田兼好曰く、住まいは夏を旨とすべしとあるように、日本の住居は多湿の気候を考慮して、風通しの良い構造が好まれていた。このため冬場の防寒のため熱い温度の入浴が好まれるようになったというものである。

明治大正が終わって、昭和となり、そして戦後の高度成長期を向かえ、風呂付の団地が大量に建てられ内風呂が一般化した。最近ではお風呂で精神的な疲れから開放されたいということやリフォームブームが相まって、お風呂そのものが大きくなり、内風呂にもかかわらず1.5坪といったスペースのものが出てきた。クライエントの身体機能や家族の希望に合わせ、選んでいきたい。

>>ユニットバス誕生から50年

1964

2018

現代では工場で製作された「ユニットバス」が主流となった。そのデザインやスペース、浴槽の形状や節水シャワー水栓、毎日の掃除も容易で清潔感もあることから、昨今9割以上の新築住宅で使われている。

ユニットバスの歴史は今から半世紀前の1964年の東京オリンピックにおいて、当時の観光客が宿泊するために、ホテルニューオータニ（17階建全1058室）を17ヵ月で建設することとなったのがきっかけである。

建設工事は常識では考えられない超短期の工期であった。工期短縮で不可欠なのが、浴室工事の短工期化と浴室の軽量化。設計施工を担当する大成建設から、浴室のプレハブ化（あらかじめ工場で生産・加工し、建築現場で加工を行わず組み立てる建築工法）を依頼されたTOTOは、「セミキュービック方式のユニットバス」を開発した。

その後、一般住宅向けに開発が進んだ1964年～の創成期、現在のスタンダードがつくられた拡大期、そして顧客のニーズからさらなる快適性を追求した進化期と続く。

ユニットバスの50年を振り返ると、その当時の社会ニーズから開発された技術が無縁でないことがわかる。少子高齢化、在宅介護、単身世帯の増加といった社会的な課題や、入浴に憩いを求めるなどの多様なニーズに、ユニットバスの技術は更なる社会的な責任も負うことになる時代といえる。

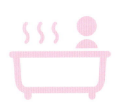

[浴室・浴槽]

足を延ばしてゆっくりお風呂に入りたい。どんな形の浴槽が適切？

浴槽の種類は和、洋、和洋折衷の3種類。違いは「深さ」と「長さ」

家の浴槽は、和式、洋式、和洋折衷の3つに分類される。和式浴槽は長さ800〜1,200mmと短いが深さは550〜650mmと深くなっている。洋式は長さ1,400〜1,600mmと長く深さは400〜450mmと浅くなる。これは入浴方法の違いによるもので、体を伸ばして洗う方法と、肩までしっかりと浸かる和式との違いである。

また、設置方法もまたぎ高さがある据置式と、入りやすくするための半埋込式とがあり、現在ではその中間的な大きさである「和洋折衷型浴槽」が使われることが一般的である。

浴室へと続く扉について

内開き・折れ戸が主流だったが現在は引き戸が多く使われている。

入り口は、内開きドアや折れ戸が主流の時代が長く続き、それらにあまり不自由はなかったと考えられる。外（脱衣室側）に開かない理由は、浴室は湿気もたっぷりで、ドアに水滴などが付くためあまり好ましくないことから浴室側へ開くドアが一般的である。

現在では、ユニットバスの普及に伴い、有効開口寸法も800mm程度となった引き戸が多く使われるようになった。

また、脱衣室から洗い場土間までの「浴室段差」も150〜250mmある。これは水気を室内へ入れないためであるが、木造住宅の基礎の天端（基礎の高さ）から床仕上げまでは190〜220mmで仕上げるものであり、浴室床高さは基礎天端より下で仕上げることが多いためである。

木造構造上における「建築側の都合」もある。

「暖差」も意識して

毎年寒い時期ともなると、ヒートショック（急激な温度変化による血圧の急変動などが身体におよぼす衝撃）により多くの高齢者が亡くなっている事実がある。近年建築されている新築住宅の多くは、高気密高断熱仕様であるため、それまでの住宅から比較すると室内の温熱環境は大きく異なる。こうした事故対策として、後付けも出来る浴室暖房乾燥機などの設置がお勧めであるが、手っ取り早いのは、事前にバスタブを開けたままお湯を沸かしたり、あるいはシャワーでバスタブのお湯を張ったり、洗い場にシャワーを流して床を暖めるだけでも効果はある。また脱衣室にも壁掛けのグラファイトヒーター暖房の配慮が望ましい。家の「段差」をなくす事も重要であるが、家の中の「暖差」をなくすことも、冬の事故を防ぐためには大変有効である。

ちなみに、浴室に暖房機の設置があるのは、ドイツやイタリアで95％あるのに対し、日本では27％（4世帯に1世帯）の設置率である。

［洗面脱衣室について］

脱衣室は風呂場の面積以上に

収納も考えるとタタミ2.5帖は確保したい

浴室の前室として必ずあるのが洗面脱衣室と呼ばれる部屋である。通常であれば洗濯機と洗面台が必須だが、これに衣類の収納があればほぼ完璧である。サニタリールーム（衛生空間）とも呼ばれ、その用途は、身支度を整えたり、洗濯をしたり、脱衣所だったりとさまざまである。

　一般的な面積は畳2帖といわれており、平面計画にもよるが、洗面台（W=750）洗濯機（W=740）家族の衣類やタオルなどを収納するスペースを考慮すると、畳2.5帖は確保したい。さらに衣類の着脱介助スペースや椅子などを計画する場合はさらに広くスペースが欲しい。

洗面脱衣室の窓の大きさ、高さ

洗濯機や洗面台などの周辺機器に配慮し、高さを調整しよう

水廻りであることや浴室の湿気もあることから、窓も大きく計画したいところ。ひと頃の窓といえば大きな引き違い戸（右にも左にも開閉できる窓）が主流であった。ガラスも4mmの型ガラス（向こうが見えない、外からも見えない）が一般的である。窓の開口面積が大きいほど、暑い、寒いの熱移動も大きく、身体的負担も大きい。

　最近では、天井から300mm～500mmの高窓（開閉式すべり出し窓等）を設置するケースもある。これは洗面台や温風乾燥機などよりも高い位置に設置することにより、これらをかわすことが容易となり、明るさも十分確保できるためである。狭い空間ゆえに、合理的に考えたい。

洗面脱衣室に欲しい「風」

熱がこもらないよう、扇風機や窓は確実に欲しい

トイレや浴室、廊下などは建築用語で「非居室」と呼ばれる。当然だがエアコンなどの空調設備があるわけでもなく、風通しの悪い夏などの環境下では蒸し暑く不快な環境となる。特に入浴後など汗をかくこともある脱衣室などでは「劣悪」といってもいいだろう。ここでお勧めするのは量販店に行けば数千円で売っている「壁掛け扇風機」である。筆者は新築、リフォーム問わず床から2mのところに専用のコンセントを設置しておくようにしている。多くのクライエントから大好評を得ている。一度お試しいただきたい（一番心地よい風は外に出て夕涼みする「自然風」である）ことは言うまでもない。

洗面台選び

時代の変化に伴い用途拡大
車いすを想定した商品も

洗顔や歯を磨いたり、お化粧をしたりと用途は沢山ある。幅も750㎜から大きめのもので900～1,200㎜、また、昔は選べなかったカウンターの高さも、現代では700～850㎜まで選ぶことが可能となり、画一化された規格のものしかなかった時代と比べると、その選択肢は格段に広がった。現代では、車いすに対応した洗面カウンターの種類もいくつかある。

一般的な車いすのサイズを想定して、フットレストが奥まで入り込み、鳩尾（みぞおち）のところまでカウンターに接近でき、カランの位置指定やハンドル、吐水の種類も選択できるものもある。（高さは700～750㎜まで選択可）、さらに、使う方の場面に合わすべく、カウンター高さが可動するタイプもあることから、その汎用性は高まってきた。

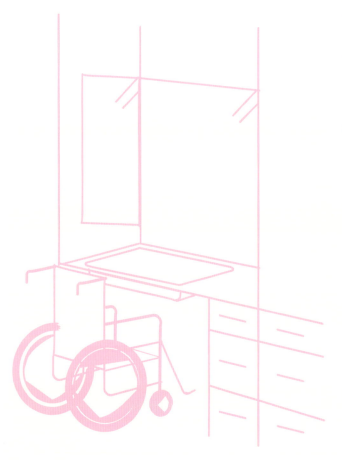

洗濯機は
風呂場の近くが合理的

間口も広く導入が容易であり、
実生活においても便利

私の場合、新築などで計画するとき、お風呂のすぐ横へ配置することが多い。

現代はユニットバスが主流という理由ではないが、お風呂の間口は1,820㎜であることが多く、入口ドアも引き戸であるため、洗濯機パンのスペースとしては合理的だと判断するからである。

案外使うタオル掛け。

生活の過程で後からつくことが多い
事前提案で手すり設置が可能になることも。

各家庭によって、その使い勝手は一律ではないが、意外に新築でもリフォームでもバスタオルを掛けるスペースの壁を最初から計画的に考える設計者は少ないように思う。バスタオルの寸法は幅500㎜～700㎜、長さも1,000㎜～1,300㎜とまちまちである。

しかし、この壁を最初から計画しておくと、将来ここへ水平手すりも設置が可能になることも考慮（提案）しておくとよい。

［キッチン：つくる、食べるスペース］

食事は毎日、それも1日3回と、家庭の主婦が普段の食事にかけるエネルギーと労力は大変なことだなと、密かではあるが感じることがある。

しかし、バチあたりであるが、そんなことを日ごろはろくに考えない筆者のような「当たり前じゃないか」といまだに思っている男性諸君もけっして少なくないことも事実である。年齢に関係なく、3度の食事を口から食べることは単に栄養摂取だけでなく、生活リズム、満足感やコミュニケーションやADLの拡大にもつながるばかりか、口から食べることにより、五感を通じて脳を刺激して心身に良い効果を生み出す。

キッチンの配置・形状

キッチンにはI型とL字型とあり、壁側へ向いて作業をするキッチンと、室内に目配りができる対面式キッチンがある。

使う型にもよるが、L型キッチンは一般にキッチンのスペースを大きくとらなければいけないことと、流し台シンクとガスなどの調理器具が90度変わることにより、冷蔵庫や食器収納との作業動線がスムーズにいかない場面も多くある。

一方、I型キッチンでは、シンクから調理機器まで入れても2,550mmあればほぼ良く、作業スペースを挟んだ背中には1,800mm程度の収納と冷蔵庫が整然と並べることができ、合理的で無駄のない配置が容易である。

北側を向いて、お尻をこちらに向けて作業する「北側向きキッチン」では台所スペースは最小限となり、無駄のない使い勝手が可能である。対面式は家族とのコミュニケーションもとりやすく、自然とダイニング方向を向くので、配置によってテレビを見ながらの作業も可能となる。

ではキッチンは
どこへ作ればいいのか？

西側を避け、
体感的に暑さを感じにくい場所に作るのが◎

敷地条件や接道（せつどう）にもよるが、朝日がたっぷり入り込む東から北東ゾーンに計画すると良いだろう。西側や西南の位置は体感的に「暑く感じる場所」で、西日があたる場所は食欲を減退させる効果があるので注意が必要となる。リビングルームやダイニングルームと連続させ、住みやすさを考慮したうえで間取りを設計したい。

加熱機器はどう選ぶ

主流は IH クッキングヒーター
料理が好き＝ガス派 / 掃除が好き＝ IH 派

料理好きなクライエントに伺うと「ガスが良い」。
一方、掃除を重視する方だと「IH が良い」。
という意見が圧倒的に多いような気がする。災害時の対応、ランニングコストなど、それぞれにメリット・デメリットがあるため、注意深く検討することをお勧めする。

IH（Induction Heating：電磁誘導加熱）クッキングヒーターは、今から58年前にアメリカで発表された技術で、直火ではなく磁力線を使うことで、鍋自体を発熱させる加熱方式をいう。日本のキッチンはガスが主流で、IH 式が注目を浴びるようになったのは今世紀になってからである。

筆者の担当する新築物件では、ここ数年 IH がその9割を占めており、料理好きなお客様の一部がガスを選択されている。しかし、高齢者の安全面を第一に考慮すると、やはり火を使わない IH がいいのではないだろうか。

全国消費実態調査によると IH クッキングヒーター普及率は、全国的に見ると、岡山県をトップに和歌山、福井、広島、島根と、「西高東低」である。

［階段：上る、下りる。］

建築基準法では
こんな階段も許されている

建築基準法では、その用途により階段巾、けあげ（一段の高さ）踏み面などが明確に定められている。たとえば小学校の場合では、巾 1,400mm 以上、けあげ 160mm 以下、踏み面にあっては 260mm 以上である。住宅の場合では、巾 750mm 以上、けあげ 230mm 以下、踏み面は 150mm 以上あれば作ることもできる。頭の中でイメージしてみればわかるが、梯子のような階段も合法というわけである。

ちなみに建築基準法では「最低の基準」しか定められていないので、こうした甘く感じられる基準でしかない。

建築基準法　第 1 条
（目的）

|第一条|
この法律は、建築物の敷地、構造、設備及び用途に関する「最低の基準」を定めて、国民の生命、健康及び財産の保護を図り、もって公共の福祉の増進に資することを目的とする。

---

2 階建住宅の増加

総務省が 5 年ごとに実施している「住宅・土地統計調査」のデータによると、集合住宅を含む全国の専用住宅総数 4,800 万戸のうち、一戸建て住宅は 2,600 万戸ある。さらにこのうち 2,100 万戸が 2 階建てであり、一戸建て住宅の 80% を占めている。

ちなみに、1950 年以前は平屋が 67 万戸、2 階建て住宅が 93 万戸で大きな差はない。しかし、現在では平屋が 2 階建ての 10 分の 1 に満たない状況である。もちろん、都市部ほどその差は大きい。

手すりは左右
どちらへ
設置すれば良いのか

先に述べたように、住宅の階段巾は 750mm 以上だが、一般的に関東間（後述）であれば、壁の新々寸法は 910mm であることが多いため、実質には 780mm 程度となることが多い。これに手すりを設置した場合では、手すりの出巾は 72mm 出っ張ることとなり、実質有効巾は 700mm 程度となる。設置する側は「下り利き手側」が原則である。

したがって平面でいうと、聞き手が右手ならば、右手で手すりを触りながら、2 階からは半時計廻りに降りてくる階段形状が理想といえる。

階段における
手すりの高さは

階段先端より垂直に 750mm が基本となる

階段巾、踏み面やけあげなどの建築基準法においての基準はあるものの、手すりの高さまでの決めごとはない。

　階段の作り方も工務店などが作る木造住宅から、大小ハウスメーカーが作る住宅でも、その考え方や仕様や寸法などまちまちである。

　階段形状の種類も数多くあり、高さを一律に決めることは難しいが、直線階段の場合であれば、階段先端より垂直方向に750mm～800mmを手すりの上面とするのが一般的であり、特別な身体機能の方以外であれば使い易い高さである。

　階段移動の中で最も危険とされる回り階段（6段回り式階段）や、踊り場付き階段の手すりの高さ設定は「目安」というものがなく、推奨高さを示している書籍もいまだ見たことはないが、私の場合、階段（昇降部分）を750mmを基本とし、設置する位置を見極める時、自身で目印となるテープを貼って、「最適解」の体で感じて位置を決める。

　建築基準法で手すりの高さを示している条文は、建築基準法施行令第126条（屋上広場等）で、第一項に「屋上広場又は二階以上の階にあるバルコニーその他これに類するものの周囲には、安全上必要な高さが1.1m以上の手すり壁、柵または金網を設けなければならない」とある。

　要は、マンションのベランダや通路など、屋外手すりは転落防止の観点から、高さが決められているということである。

階段事故の恐ろしさ	厚生労働省の調査によると、2015年に転倒・転落事故で亡くなった人の総数は7,992人。これは、同年の交通事故死者数5,646人を上回り、毎日約22人が転倒・転落事故で命を落としていることになる。なかでも、「階段及びステップからの転落及びその上での転倒」による死者数は694人と、その1割弱を占める。 　さらに、転倒・転落事故で死亡した人の約8割は65才以上のため、高齢社会においては、自宅や病院だけでなく、駅や商業施設など、公共の場所での転倒・転落事故が今後も増えていく可能性が高いと考えられる。

理想の階段（形状）とは

図に示した通り、巾、けあげ、踏み面以外にいくつかのパターンがある。新築での計画においては、リビングやキッチン、浴室などに目がいきがちで、設計者の一部では「後付け」的に考えた結果、こうした適否をあまり考慮せず、危険な階段となる場合が見られることがある。

図示の通り、右側の「従来の回り階段」では、「回りながら上がって行く」という「ながら階段」となるため×印となっている。

理想的なのは、◎のある踊り場付き階段である。これは小学校などでよく見られる安全な階段とされている。また直線階段もあまり推奨できる形状ではない。ここでのポイントは、万が一転倒転落した場合であっても、下階まで一気に転落をさせない工夫があるかどうかが大事である。あなたの家はどのタイプでしょうか。

昨今の階段事情は

素材はナチュラルな無垢（むく）反りや割れのない集成材、集成材に無垢の単板（ツキ板）を貼って塗装したもの、あるいは特殊シートを貼ったものなど、素材の種類はいくつかある。

最近では踏み板の表面塗装を工夫して、従来よりすべりにくさを向上させ、先端の位置を示す2本の溝が付いている。また蹴込み部分にほんのりやさしい光で足下を確実に照らし、深夜の歩行の安全にする階段も登場した。

階段の材料は「集成材」

「集成材」といわれる製材した板（Laminar：ラミナー）を乾燥し、繊維方向を平行にして、長さ、幅、厚さ方向に集成接着した材を使う。

木材は自然界の生き物であることから、テーブルなど平たい板状のものを製作する場合、「反り」や「割れ」など変形しやすい性格があるが、集成材は、大きな節や割れのような木材の欠点を取り除き、木材の不均一性からくる「狂い」や乾燥時におきる「割れ」などが少ないことが特徴で、一般木材より構造も安定し強い構造体が可能となる。現在では樹脂製となったが、以前ボーリング場のレーンはこの技術で作られていた。

[階段の形状と安全性]

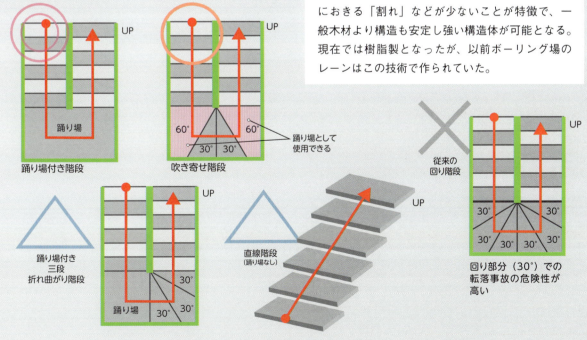

［廊下：すべての場所をつなぐ道］

近頃の廊下事情

国民的漫画『サザエさん』に登場する一家の平面図を見たことがある方は少ないと思うが、あの家は平屋で、部屋と部屋は廊下でつながっている平面計画である。

昨今では、玄関（ホール）からリビング、あるいは玄関からキッチンへ直接入る平面計画が多いように感じる。現代の若年層の生活意識の1つに、「応接間」「客間」といった言葉はすでに存在しない。最近の言葉でいうなら「家族ファースト」だろうか。家の形、間取りは「これでなければならない」という意識から「これでいい」といった意識も増え、現代の住宅では意識して廊下を計画する事例は少なくなってきたのが実情である。

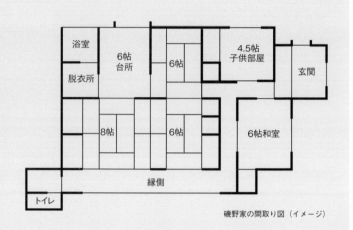

磯野家の間取り図（イメージ）

廊下幅（建築設計）はモジュールで決まる

これを読んでいるセラピストの皆さんは、モジュールという言葉を聞いたことがあるだろうか？　モジュールとは、建築において設計するうえで基準となる基本寸法を差し、建築業界では未だに「尺モジュール」を寸法の主流としている。

花火大会などでも尺という単位を聞くが、1尺をミリに直すと303mmとなり、2尺玉では約600mmの大きな花火となる。

関東でよくいわれる「3尺の廊下」とは、柱の芯寸法が909mmであり、その有効幅は780mm程度となり、歩行器や車いすの移動に支障がある。中には「インチモジュール」（1,218mm）や「メーターモジュール」（1,000mm）もある。「尺モジュール」は909mm（910mm）をいう。ちなみに、建築業界の寸法標記はすべてmmである。

関東間と関西間の違い

京都の場合は、室町時代に武家屋敷にはじめて畳を敷き詰めたとされ、その後16世紀末に京都にて畳が規格化されてから、京都では一定の規格の畳に合わせて柱の間隔を決めていくという方法が用いられたといわれている。

一方、関東間では柱間6尺（1,818mm）を1間（いっけん）とする柱割ができ、これを江戸間と呼び、関東間となった。

関西、関東の他に、佐賀間、安芸間、中京間、団地間などがある。

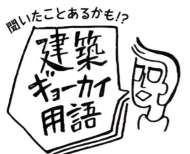

ギョーカイ人なら知っている。当たり前に使うギョーカイ用語。
「建築現場」では「常識」みたいなもの。
あなたもサラッと使いこなせれば、「ギョーカイ仲間」になれるカモ!?

[アニマル道具] 建築業界ではよく動物の名称をもじった道具が使われています

猫車（ネコぐるま）
車輪が一つの手押し車を一輪車、別名：猫車（ネコぐるま）と呼ばれている。これは猫のように狭いところへ容易に入ることができるからといった説がある。

鴨居（かもい）
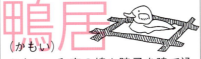
おもに、和室の襖や障子を建て込むために、建具の上部に取付けられる枠のこと。その床に取付けられるのが「敷居」（しきい）で、一体のものとなる。「鴨」は水鳥＝火災を防ぐ「水」を連想させるものとして「鴨居」となった。

蛸（たこ）
地面を堅固にするために、人力で持ち上げて地面を叩く道具。把手などを付け、作業し易いように作られている形が「蛸」に似ていることから名付けられた。現在は、ランマーといってエンジンの駆動で締め固めるものに変わっている。

蝶番（ちょうつがい）
開きドアなどに用いられる開閉をスムーズに行うための部品。語源は「蝶（ちょう）」の「番（つがい）」、雄と雌が重なっている姿からこの表現がなされたというもの。一般に「ちょうばん」とよばれている。

馬（うま）
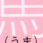
作業台（さぎょうだい）のこと。これを二つ置き、木材などを加工する時に使われる「台」とする。

犬走り（いぬばしり）
住宅の広縁などの外側に、地盤面より高くして50cm程度のコンクリートの段をつくったもの。犬が歩く程度の幅であり、広縁に座って丁度両足が付く程度の高さ。何故「走る」のかは不明。

蛇口（じゃぐち）
誰もが使う水道のカランのことを蛇口と言う。ヘビが舌を出す姿が、ひねると水がでる様子と似ているからという説もあるが、このあたりはよくわかっていない。

蜻蛉（とんぼ）
土間コンクリートや、地盤面を平に均す道具。野球場でグランド整備につかう「アレ」のこと。姿はアルファベットの「T型」であり、蜻蛉（とんぼ）に似ていることからこの名が付けられた。

鶴嘴（ツルはし）

おもに「土工事」に使われる。鶴の嘴（くちばし）にその形が似ていることから。土を掘る時に、あらかじめこれで突いておくとスコップでも簡単に掘れるとして重宝されてきた。現在ではあまり見かけなくなったが、貴重な道具の1つ。

建築ギョーカイ用語 聞いたことあるかも!?

さまざまな職人たち
17種のプロフェッショナル

日常的に見かける、住宅などの建築現場。実は1軒の家をつくる際に、およそ12〜15業種の職人さんたちが関わり家が完成していることを、皆さんはご存知だろうか？

ひと頃は、1人の職人が多くの職種を兼業でこなしてきた時代があったが、現在では分業が進み、「専門職」といわれる職業形態となっている。

建築現場で働く職人と言っても、見ただけでは誰が大工さんで、どなたが内装工事業者なのかの区別は厳しい（筆者でも100％当てることは難しい）。そこで、建築現場で活躍するそれぞれの「専門職」の皆さんをご紹介し、その仕事の内容、歴史、現代事情などをお話する。

1. 仮設工事（あしばや）
家の外部の工事に先立ち、足場を組む職種です。現在ではクレーンなどを使って家の棟上げをしますが、工事の安全のために「先行足場」と言って、建てる前日に外部足場を組んでしまうことが主流となった。

足場屋さんの職人さんは、他の職種を比べると、20歳代〜40歳代と若い世代が多く、風貌も「ニッカズボン」を履いている方が多い職種。

2. 基礎工事（きそ）
主に、家の工事に先立ち、建物を支える基礎コンクリートを造る。多くは「基礎屋さん」とか「基礎屋」とか呼ばれます。土を掘るミニバック（掘削機）を持っていて、現場には2トンダンプに乗ってくる職種です。ちなみにダンプには「○○興業」「○○工業所」とか「○○組」といった屋号が多く、一見力持ちで強面の職人さんが多い。

3. 鉄筋工事（てっきん）
こちらは家の基礎にはなくてはならない、基礎コンクリートへ入れる鉄筋を曲げたり加工したりして、現場で組み立てる職人。基礎工事業者が兼業で行っているところもある。家の構造（基礎）は、圧縮（圧縮）に強いコンクリートと「引っぱり」に対応する「鉄筋」との「合体」で構成され、引っぱりに弱いコンクリートの「弱点」を鉄筋で補うと考えればよいと思う。鉄筋同士を結ぶために「ハッカ」という道具を使う。

4. 木工事（だいく）
ウィキペディアによれば、一般の木造建築の職人を「左官」と呼んでいたそうだが、江戸時代頃から一般に職人も「大工」と呼ぶようになった。現在では大工さんといえば、家を造る人の代名詞ともなり、一般の人から見ると家の建築現場にいる人はすべて「大工さん」と思っている方も多いのではないだろうか。木造の家を造る中心人物と思ってよいだろう。

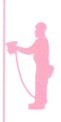
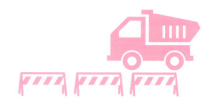

120 ｜新常識5｜知っておきたい建築の知識・技術

5. 屋根工事（やね）

屋根工事はおもに、金属屋根を敷いたり、雨樋（あまどい）などを設置したりする工種である。一般には「ブリキ工事」ともいわれる。金属屋根にはトタン、ガルバリウム鋼板、ステンレス、銅などの材料が使われるほか、屋根の施工形状も「瓦棒葺き」「立てはぜ葺き」「平葺き」や「折板葺き」など、用途によりさまざまな種類と工法がある。地域にもよるが、近頃の金属屋根材においては、約55％のアルミニウムを含む亜鉛合金でメッキ処理され、トタン屋根の約5倍の耐久性と熱反射性を持ち合わせた「ガルバリウム鋼板」が主流。

6. 瓦屋工事（かわら）

その名の通り瓦を屋根に設置する職人のこと。
最近の住宅事情や、地震などの自然災害への配慮から「重い瓦」は敬遠されがちとなった。

ひと頃から比べると、瓦職人も減ったといわざるを得ない状況であるが、瓦職人という職種は「メンテナンス」の仕事も数多くある。

東日本大震災においては、地震により瓦棟が崩れ、山梨からも多くの瓦職人が出向き、その復旧には多大な日数と費用がかかった。時代と共に衰退しつつあるように思うが、なくてはならない大事な職種の1つである。

7. 内装工事（ないそう）

家の内部の仕上げ工事を担当する。壁や天井のビニールクロスを貼ったり、絨毯やクッションフロアの床を貼る職人である。多くの内装職人はワゴン車に乗って現場へ来る。車にはビニールクロス工事には欠かせない、「のり付け機」を乗せてくるため、必然的にこうした形の車が選択される。

その他に使う道具としては、カッターや篦（へら）、壁押えのローラーなど、左官職人の使うコテのような多くの道具は持たない。器用な方であれば、数年でお金のとれる職人となることも可能である。

8. 左官工事（さかん）

聞き覚えのある方も多いだろう。コテをもって正確に壁を仕上げる、あの職人だ。左官の仕事で最も代表的な仕事は「塗り壁」である。

左官職人は単に「壁を塗る仕事」と捉えられがちだが、季節や天気、気温や湿度などにより、乾きが早かったり悪かったりと内外問わず、その施工においても高い判断能力が求められる。また、コンマ何ミリを経験とカンで正確に、かつ美しく仕上げていく姿は、まさに職人技。

ひと頃の住宅の外壁といえば、モルタル刷毛引き仕上げが主流であるが、昨今ではセメント二次加工品である「サイディング」の普及により、左官職人の外壁工事量は半減以下となった。その一方で、「珪藻土（けいそうど）」などの自然素材（材料）などが注目されるようになり、左官職人の内部工事も増える傾向にある。

9. タイル工事（たいる）

昨今、住宅でのタイル職人の仕事は、浴室のユニット化によりかなり少なくなった。タイル職人の住宅での仕事の多くは、玄関ポーチの土間タイルまたは内装壁のタイルなどに限られることが多くなった。

昭和30年代あたりでは、公衆浴場をはじめ、店舗、工場などでタイル職人の仕事も多くあり、タイル工事だけで生計を立てている職人も相当数いた時代もあった。

タイルには外土間用や外壁用タイルと内装床と内装壁タイルがあり、その用途より「内外タイル」が明確に分かれている。

10. 外壁工事（サイディング）

サイディングとは、建物の外壁に使用する外壁材の1種。長い板状のもので、現在住宅の外壁材としては主流となってきた。セメント質と繊維質をおもな原料としており、おもに外壁へ使用する。

これ以前は、左官職人による「モルタル刷毛引きのうえ、塗装」といった工事が行われており、サイディング職人は、昭和後期より、住宅に多く使われてきた外壁材を貼る職人を指す。

11. 鋼製建具工事（サッシ）

住宅の「窓ガラス職人」といった方が分かり易いかもしれない。現在ではアルミに替わり「樹脂枠サッシ」が主流となりつつある。

　住宅のサッシは、始めからあの大きい枠で納入されるわけではなく、大きなものはサッシ職人の工場で組み立てて現場へ納入される。小さいものは完成品が多い。新築住宅への納入は、小さいものを除き、アルミ枠だけ先行して納入され、大工さんが取付を終了すると「建具」をはめ込みに現場へ来る。

12. 木製建具工事（もくたて）

木製建具とは、住宅内部のドアや引き戸や障子をいい、その工事を担当するのが木製建具工事の職人だ。

　現在ではこうした木製建具は、メーカーの既製品を施工することが多くなった。ひと頃は、大工さんが造った敷居や鴨居の寸法や、ドア枠寸法の高さと幅を計って、工場で製作したものを現場で取付けるという作業を行っていたのが建具職人である。

13. 防水工事（ぼうすい、コーキング）

皆さんは「バルコニー」と「ベランダ」の違いをご存知だろうか？　バルコニーとは室外に張り出した「屋根のないもの」をいい、ベランダとは、「屋根のあるもの」と定義される。

　防水とは、「水を防ぐ」という意味だが、洗濯物を干したりするバルコニーやベランダの床を雨から守るために防水する工事や、アルミサッシと外壁材との「取合い」を、雨の進入を防ぐためにコーキング処理する職人のことを指す。大きなビルなどの屋上防水工事も行っている。せっかく建てた新築住宅が雨漏りしてはいけない。大事な職種の１つである。

14. 塗装工事（とそう）

住宅の外壁や軒天（のきてん）などを塗装する職人。現場では、たっぷりペンキまみれの服を着ていることが多いので、すぐに塗装職人だと気がつく。

　塗装職人の仕事は外だけではなく、内部の木枠や壁天井などの塗装もする。また塗装職人は「ペンキ職人」とも呼ばれ、塗装職人の仕事は「新築」だけではなく、「塗り替え」のリフォーム仕事も多い。

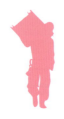

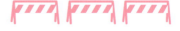

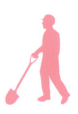

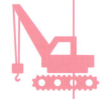

15. 断熱工事（だんねつ）

昭和時代の住宅の断熱材といえば、「グラスウール」が主流である。もちろん現在でも多く使っているが、これらは従来、大工さんが入れていたものだ。

最近ではこれに替わり、現場発砲ウレタンやセルロースファイバーなどにより、専門職人がこの断熱工事の工程に変わりつつある。工程上特殊な機械や車両が必要となり、限られた工程の中で、きちんとした工事が行われることができるようになった（大工さんが行う工事がダメということではない）。

ちなみに「断熱材は何が良いの？」という質問を受けることがあるが、「外断熱」や「内断熱」またボード系、グラスウールやロックウールなど、工法や種類も数多く、また性能、価格、施工性、人的影響、リサイクル性など、判断にはさまざまな要素がある。しかし、肝心なのは性能を担保したうえで、どれを捨ててどれを取るかの「取捨選択」である。なので「断熱材の優等生」は存在しない。

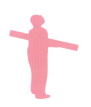

16. 電気設備工事（でんき）

家の照明やスイッチ、コンセント、テレビや電話配線などを工事する職人。

外の電柱より家の中に引き込み、配電盤を経由して室内配線を行う。電気工事は誰でもができる仕事ではなく、国家資格である「第一種電気工事士」や「電気工事施工監理技士」などのライセンスが必要となる。

ちなみに住宅の場合、冷蔵庫などの家電製品を除き、コンセントの高さは床から250㎜程度、照明器具のスイッチなどの高さは床から1,200㎜を目安とする。

17. 給排水衛生設備工事（すいどう）

道路近くの敷地内にある水道メーターから内側（家側）の給水工事や、汚水や雑排水を公共下水道へ接続させる排水工事を行う職種である。

まず給水工事であるが、水道メーターから敷地を掘削して家の中のキッチンや浴室、洗面などの必要箇所へ給水を行い、同時にガスや石油給湯器を経由して給湯工事と共に行っている。排水工事は、トイレ浴室キッチンなどの排水を床下などを経由させて配管を行う。

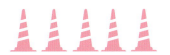

TOPICS 6

北欧高齢者住宅に学ぶ 豊かな暮らしのヒント

> 私たちは問題のある箇所だけを見るだけではありません。
> 常にその人全体を見ています。何ができるかにフォーカスします。
> 何ができないかではないのです。

> 目の前のクライエントにどんな可能性があるのか？
> 我々スタッフはどんなサービスを提供することができるのか？
> クライエントにとって何がベストなのかを常に考えています。

～デンマーク高齢者施設・管理者の言葉～

なにができるのか、どこに可能性があるのかを見つける
北欧視察から学んだこと

2000年代に4回、北欧高齢者施設視察の機会に恵まれました。はじめはその豊かな暮らしに驚き、感動し、憧れましたが、回を重ねると表面的なものではなく、そうなった理由や考え方のベースなどが知りたくなりました。

　冒頭の言葉はデンマークの高齢者施設の管理者に聞いたもの。「可能性」「～できる」「ベスト」などのキーワードから、つねに前向きな取り組みで、クライエントに関わろうとしている様子が感じられました。まさに本書のテーマ、"暮らしのリノベーション"に通じる考え方です。

　この時の通訳は、北欧福祉や文化に精通した、デンマーク在住の日本人女性でした。視察の合間に彼女に聞いた話も印象的です。

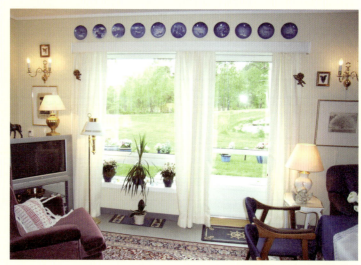

部屋から見える庭の様子
Skodje omsorgssenter ノルウェーの高齢者専用住宅

124 | TOPICS |

> デンマーク人は他の人と自分を比較しません。
> だからいつもプライドを持って生きています

自己決定の尊重、全人間的復権など、リハビリテーションの根底に流れる基本思想が定着していて、揺るがない土台となっている印象の北欧福祉。

そんな人たちに支えられながら、自らも誇り高く生きる高齢者の住まいと暮らしをご覧ください。高齢者住宅で暮らす女性利用者のお部屋を紹介します。

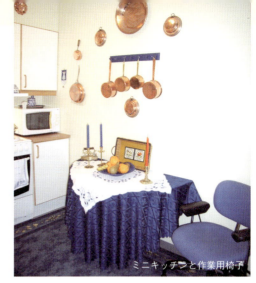

ミニキッチンと作業用椅子

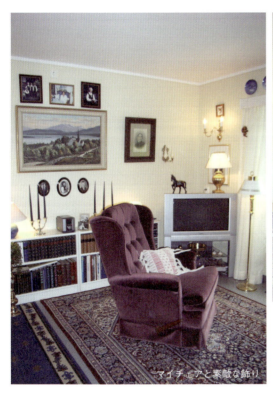

マイチェアと素敵な飾り

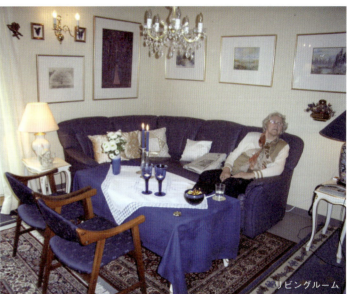

リビングルーム

Skodje omsorgssenter ノルウェーの高齢者専用住宅

ヨーロッパの高齢者の住まいを見せられても、歴史も文化も違うんだから、日本には合わないのでは？

そんなふうに考えたあなた、まさにその通りです。

だからこそ、日本の歴史や文化、暮らし方に合うように、参考にできる"要素"を探すことが大切になってきます。冒頭にお伝えしたとおり、できないことを探すのではなく、「できること」を実践してください。このことは国内外の比較だけではなく、職場でも実践可能な考え方です。「予算がないから」「上司や同僚の理解がないから」などと外部の要因のせいにして、自らができないことを正当化してはいけません。「少しでもやれることがあるとしたら……」そんな発想に切り替えていきましょう。1人で悩まずチームで話し合い、一歩でも前に進むことで、日本における福祉住環境整備は、わが国らしい、美しく快適なものへ変化していくことでしょう。

| TOPICS | 125

TOPICS 7

高齢者家具と住まいの体験型モデルルーム
「こんな家具が待っていてくれるなら、年をとるのも悪くない」

「元気シニア」と呼ばれる方たちは、
この先の健康や介護のことを心配しながらも、
いかにも高齢者、年配向けと感じられる
デザインの商品を避けたがる傾向にあります。
それは誰もが美しくありたい、カッコよく生きたい、
好みの色柄を使いたいという思いがあるからではないでしょうか。
あなたのクライエントはどんな想いを秘めているのでしょう。

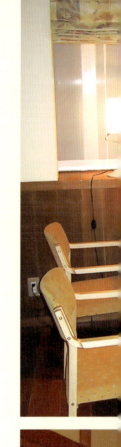

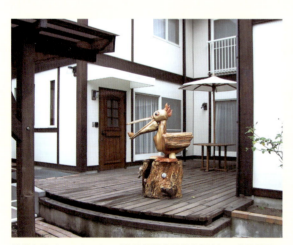

株式会社デアマイスター（北欧福祉家具輸入販売）の家具展示のためのモデルルーム「ライフマイスター」より。実際の住空間の中に家具を配置し、家具単体ではなく、暮らしや生活をイメージしやすい展示となっている。

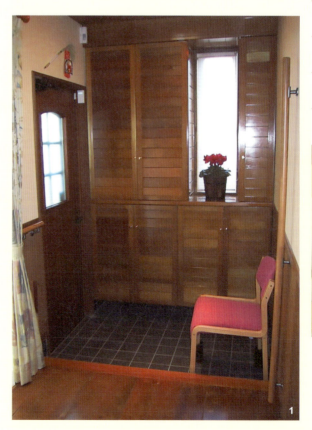

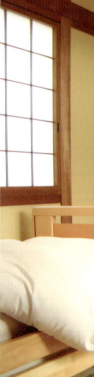

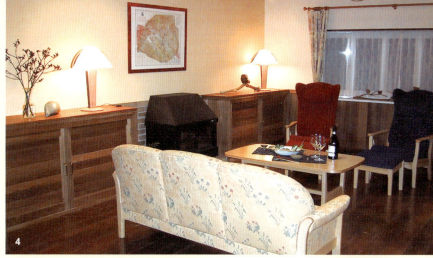
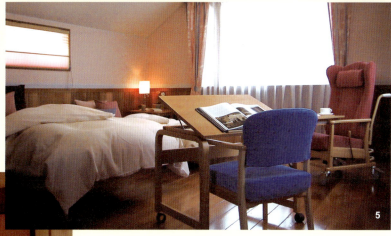
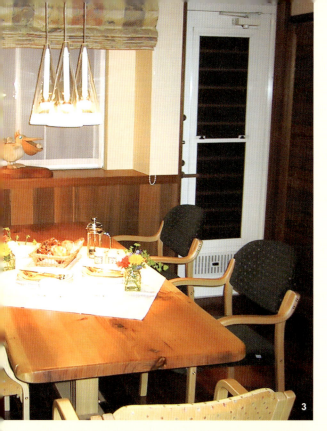

機能性？ それとも好み？
どのように道具を使いたいのか
あなたのクライエントはどうですか？

一見、なんの不満もなく福祉用具を使用されているように見えるかもしれません。しかし、もしかしたら困難な動作があり生活に支障をきたしているため使用しているだけであって、実は
「福祉用具の色が好きではない。もっとお洒落なものが欲しいな……」
と思いながら、言葉にしていないだけかもしれません。断れば自分が困るし、家族にも迷惑をかけるなら「これしかないのか」と思いを飲み込んでいるかもしれません。これからの選ばれる住宅改修は機能的であることは当然として「使いたい」「使うのが嬉しい」と思えるような意匠、デザイン性も必要です。それらの要素には"その人らしさ"が色濃く反映されているものです。要望に合ったものが提案されると、生活を楽しむことや、意欲の向上など、さまざまな精神的効果も期待できるでしょう。

　モデルルーム内の各部屋のポイントを、これらの住環境整備にぜひご活用ください。

| TOPICS | 127

1. 玄関

玄関の広さにもよりますが、椅子が1脚あればとても便利です。靴の脱ぎ履き、一度座って方向転換し、立ち上がることで上がり框の段差を安全に超える、荷物をちょっと置いておく……などとても重宝します。玄関はその家の顔のような存在。そこに置かれた美しい椅子は、お客様へのおもてなしの気持ちや、外出や帰宅する家族をよい気分にさせてくれるなど、玄関のアートやオブジェとしての役割も果たしてくれます。

2. 居室

1人部屋の居室をイメージしました。ベッドサイドには快適に座ることができるハイバックチェアを配置しています。居室は眠るためだけでなく、趣味などの活動のためにも、離床促進のためにも、椅子を活用したいものです。もちろん車いす利用者については、トランスファースペースや移動のための動線には配慮が必要です。畳に椅子やベッドを置くことで、傷めてしまうことを気にされるクライエントもいらっしゃいます。スキー板状に板を渡し、畳を傷つけないように配慮された脚を採用した椅子です。

3. ダイニング

ダイニングスペースには、食事という軽作業にふさわしいダイニングチェアと、天板に無垢板を使用した上下昇降できるテーブルを配置。食欲増進に効果をもたらす明るい色の椅子張地は、食べこぼしても洗濯できる、脱着可能なものです。椅子は脚カットサービスで座る人の体格に合わせた座面高さを設定することができます。家族で身長が異なっても、上下昇降するテーブルがあれば、天板高さを下げて小柄な高齢者に合わせることも可能です。逆に天板を高さ80センチまで上げれば、主婦にとってはありがたい、立位での作業台となります。アイロンがけ、食事後の片付け、フラワーアレンジなどにも便利です。

4. リビング

リビングルームには機能の異なるリラックス用椅子を数種類配置しています。まず、ハイバックチェアはティルトタイプとリクライニングタイプです。背もたれを倒すことで体がずれて姿勢が崩れやすい、長時間座位で腰痛の症状がある、そのようなクライエントにはティルトタイプがおススメです。ソファは、座ると沈みこむような柔らか過ぎるシートでは座位が安定しづらく、腰痛を引き起こしやすくなります。高齢者には体圧分散性にすぐれた椅子を選ぶようにしたいものです。

　赤、青、黄色の原色に近い3色の椅子は、空間に華やかさや活気を与えてくれます。

　クッションや膝掛けの色を変えれば、手軽に雰囲気を変えることもできます。

5. 夫婦の居室

夫婦のどちらかが、介護用ベッドを使用していることを想定した寝室です。ベッドリネンなどでコーディネートすれば、デザインが異なる2台のベッドもまとまりやすくなります。寝室にも椅子を配置すれば、ただ眠るための部屋ではなく、夫婦でお喋りしたり、本を読んだり、活動のためのスペースとしても利用できるでしょう。

写真提供：株式会社デアマイスター

コラム・トピックスでは、池田由里子が暮らしのリノベーションにつながる［住まいのインテリアリハビリテーション］についてお伝えしていきます。

TOPICS 8

福祉用具で未来への扉を開く
ドアノブに手が届かない子ども

子どもがドアの前にいます。
ドアノブに手が届かず、ドアを開けて隣の部屋に行くことができません。
どうすれば解決できるでしょうか？

2007年に訪ねたノルウェーの補助器具センターの所長さんは、
施設見学される方に福祉用具を理解してもらうため、
いつもこの質問をするのだそうです。
福祉用具とは何か、
クライエントや一般の方へわかりやすく説明することができますか？
下のイラストを見ながら一緒に考えてみましょう。

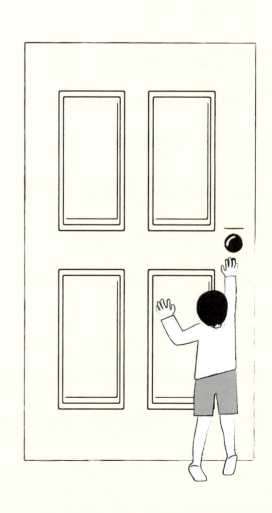

人と環境の間の"隙間"を埋める
福祉用具は可能性を切り拓くもの。

○ドアノブを低い位置に取り付ける
○台を置いて、子どもがその台に乗ってドアノブを開ける。
○自動ドアにする。
○ドアノブに紐などをつけて、
　低い位置からでも操作できるようにする。
などさまざまな意見が出た中、所長はこのように言われました。

> ドアを開けられないのは、子どものせいではありません。人と環境の間には、いつもギャップがあります。環境も1つのハンディキャップです。それを埋め合わせ、カバーしていくのが福祉用具の役割です。それによって、環境を変えることができるのです。

単なるたとえ話としての「ドアを開ける子ども」ではなく、ドアを開けることが、福祉用具を使って未来へ続く、可能性を切り拓く、そんなイメージを含んでいるように感じられます。福祉用具はすべての人にとって、単なる道具ではなく未来、可能性、願望、達成、幸福、笑顔……素晴らしいものをもたらしてくれるツールであると再確認させられました。

| TOPICS | 129

「めがね」「ライター」「靴べら」。

これらは福祉機器、ユニバーサルデザインの代表的存在といわれています。それぞれが、何らかの不自由をサポートする道具でありながら、一般市場に普及し、お洒落としてこだわることもできる生活用品の一部へと進化を遂げました。

これからの福祉用具は機能性だけでなく、美しさやデザイン性から選ぶ楽しみ、夢や喜びを感じさせるものであってほしいと願います。

機能的ではあるけれど、ワクワクさせる要素のない商品は、いつかそれを使わなくてはいけない自分の未来に、喜びを感じられません。健常者である自分自身が、今すぐにでも使ってみたいと思えるような、そんな素敵な商品を開発していきたいものです。

福祉住環境整備に関わる方々には、福祉用具と人との関係に加え、それらが「空間」の中にあるとい う認識を大切にしていただきたいです。「我が家」という住まい、暮らしに馴染むという意味でのデザイン性も必要です。機器の展示も、商品をただ並べるだけでなく、使用時の生活がイメージしやすいような空間提案を重視していただければと思います。

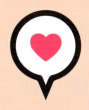

| 新常識 6 | 住環境整備の具体例

ここを、こうした。
住環境整備事例集

伊東誠三／一級建築士・福祉住環境コーディネーター1級

1. 在宅介護を楽に安全に
2. 突然、「難病ですよ」と言われて
3. 介助、移動が楽な浴室
4. 脳梗塞からの在宅復帰
5. 老々介護の負担軽減
6. 家族が見守りやすいカタチ
7. 障害があっても「自立」した暮らし
★「20万円以内」ではじめるリノベーション事例
★ 住宅解剖論

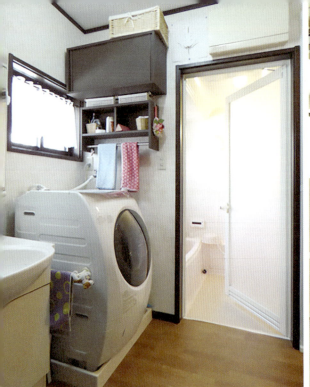
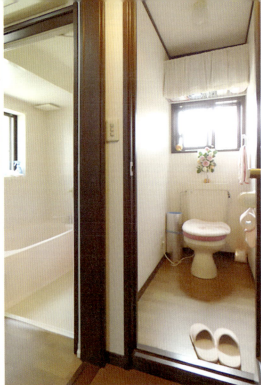
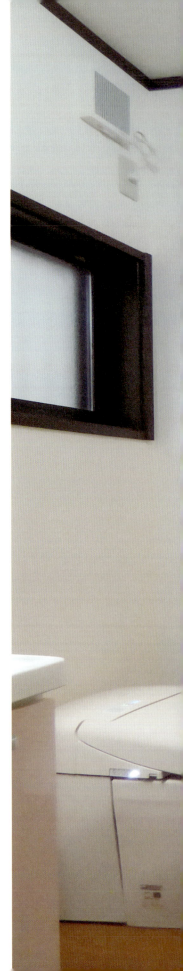

Case1 在宅介護を楽に安全に
限られたスペースで それぞれの広さを確保

　自立歩行、自立起立は不可能、外出は車いす、自宅内では抱きかかえによる移動。なお、主介護者は母親である。特にここ最近は、入浴とトイレの介助の負担が年々重くなってきていた。

　成功率の上がっているトイレ練習は継続したいものの、抱きかかえて便座に座らせるときの介助スペースが狭くてかなりの「コツ」が必要であった、また抱き上げる際に壁にぶつかり転倒しかけたこともあり、危険も感じるようになっていた。

　同様に、お風呂場でも、入口の狭さ、洗い場の狭さ、段差などで手足がぶつかりながらの入浴に不便さと危険を感じていた。

　限られたスペースの中ではあるが、もう少しそれぞれの広さを確保できないか、また今後介助者も年をとっていく中、ヘルパーさんも含め、誰もが介助し易い環境を作れないかという相談があった。

>>> **住宅改修に至るまで**
- **2歳｜血液系の疾患を発症**
  後遺症により、日常生活全般の介助が必要になる。
  小さいうちは体重も軽く、全介助といってもそれほどの負担は感じていなかった。
- **19歳｜次第に体重も増え、介助する家族にとっても徐々に負担拡大**

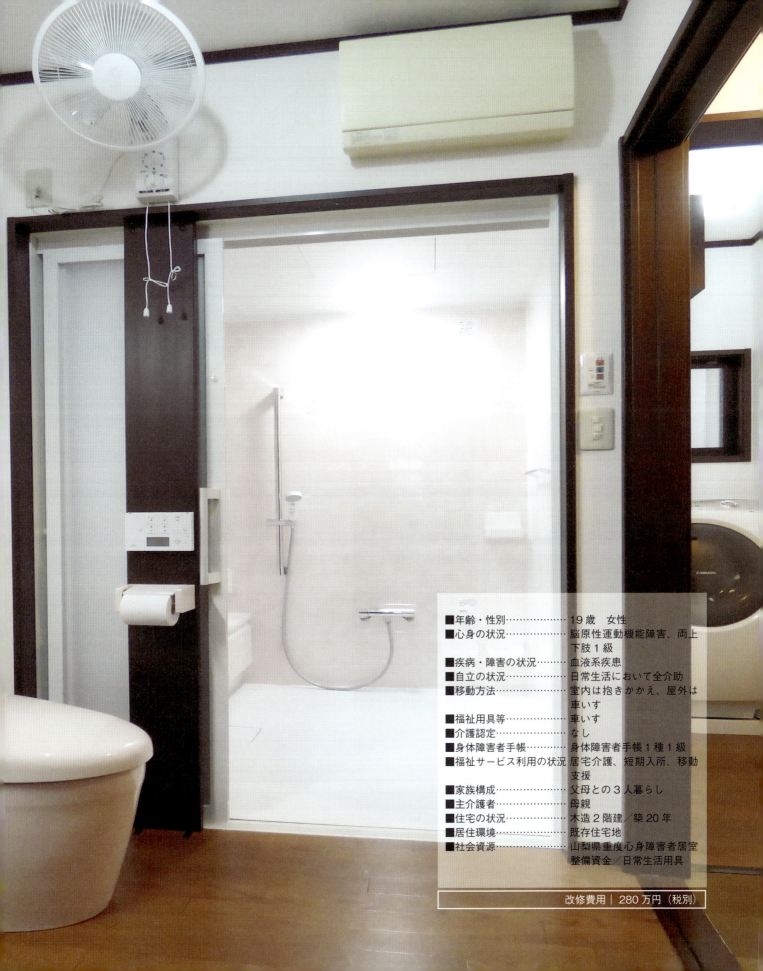

■年齢・性別	19歳　女性
■心身の状況	脳原性運動機能障害、両上下肢1級
■疾病・障害の状況	血液系疾患
■自立の状況	日常生活において全介助
■移動方法	室内は抱きかかえ、屋外は車いす
■福祉用具等	車いす
■介護認定	なし
■身体障害者手帳	身体障害者手帳1種1級
■福祉サービス利用の状況	居宅介護、短期入所、移動支援
■家族構成	父母との3人暮らし
■主介護者	母親
■住宅の状況	木造2階建／築20年
■居住環境	既存住宅地
■社会資源	山梨県重度心身障害者居室整備資金／日常生活用具

改修費用｜280万円（税別）

Case1
在宅介護を楽に安全に

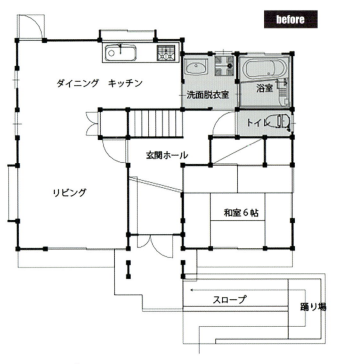

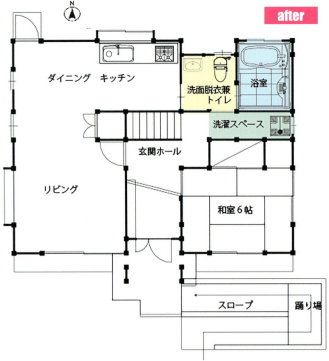

[お悩みの原因とクライエントに提案した解決方法]
1. 介護負担を軽減するため、既存ユニットバス（1,616）から 1,620 のユニットバスへの変更
2. トイレ移乗介助負担軽減のため、洗濯機と便器の位置交換

[設計で留意したこと]
普段はリビングにいることが多いクライエントの浴室への移動経路は、キッチンを経由していた。まず浴室は 1,616 サイズであるため、2 人以上の介助入浴ではあまりに狭く、しかも脱衣室からの段差や内開きドアのため、介助動作にも制限があった。敷地は 55 坪と狭いが、北側隣地境界と建物は 1,800mm と余裕もあることから、1,620 サイズの増築は容易に計画することができた。また浴槽には洗い場カウンターは設置せず、その分介助スペースを広げ、入口有効開口寸法も 803mm としたことにより、入浴環境も格段に向上した。

一方、排泄環境だが、両親と共に和室を寝室使いとしており、当初両親の提案は和室との壁を撤去し、トイレへの移動が容易にできるようにしてはというものであったが、工事も大掛かりとなり、建築技術的に合理性を欠くことや、家族の現実的な使い勝手も悪いと考えた。

提案した内容は、浴室の 1,620 サイズへの増築と、現在の洗濯機と便器を位置交換し、既存トイレは入口ドアをなくした、明るい朝日が入る窓のある洗濯室（ランドリールーム）へ。既存洗面脱衣室は洗面室兼トイレに、さらに、便器への移乗介助を楽にするため、それまで 750mm 幅の洗面台を、幅 600mm にした。

「洗濯機はトイレへ」の提案は問題なかったが、「トイレをいままで使っていた洗濯機の位置へ」の提案は当初は驚かれてはいたが、すぐに受け入れられた。また洗面台を 150mm 小さくすることにより、抱きかかえによる介助スペースも十分に確保することを狙いとした。

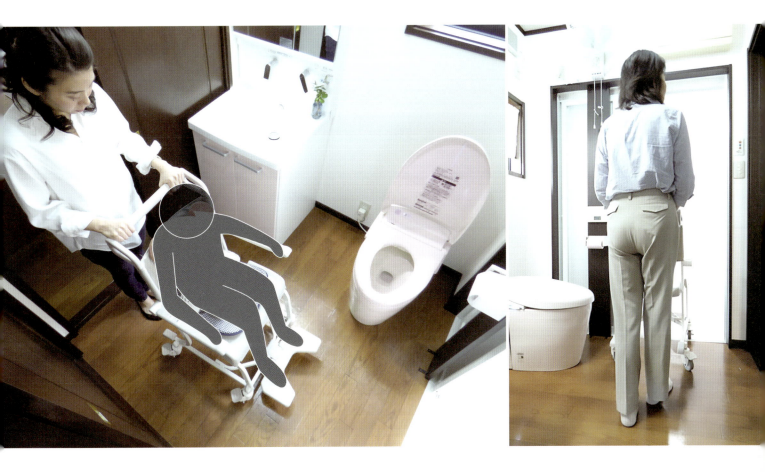

改修後のクライエントの声

洗面所の広さをそのままに、洗濯機を移動して、そこにトイレ（便器）をもってこようという提案を聞いたときには、あまりに大胆な発想に驚きました。結果的にはトイレと洗面所、お風呂場が一体になることで、キッチンからの介護（介助）動線だけでなく、家事動線までよくなり、とても楽に家事や介護をできるようになりました。現在、家族だけでなく、ヘルパー2人とも週1回、安全に入浴介助を受けられるようになりました。

旧トイレが狭いながらも、東から朝日の入る憧れのランドリールームのようになったことも、主婦にとっては嬉しいことです（母親談）。既存の住宅で限られたスペースの中でも、工夫次第でこんなにも介助し易く、快適空間になるのだと感じました。

とにかく毎日のことですから、本人はもちろんのこと、介護する者にとっても安心、安全に生活できるというのはとても大切なことです。今回の工事によって、水廻り一体をピンクに統一し、とても明るくなったのですが、安心、安全、快適さだけでなく、気持ちまで明るくなったような気がします。

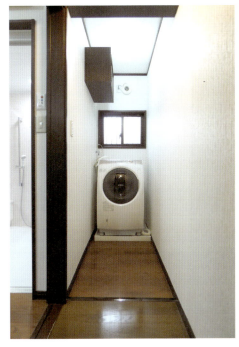

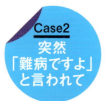

Case2 突然「難病ですよ」と言われて
一人でトイレに行ける家

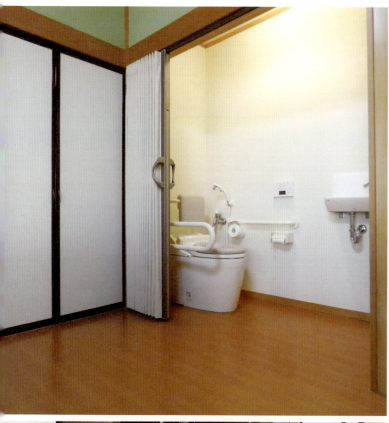

体調がすぐれないため病院を受診したところ、原因不明の難病であるバージャー病と診断された。診断後すぐに、足や手指が壊疽してしまうことを告げられ「切断」を余儀なくされた。

入院生活も長くなく、自宅へ帰る目処がたったが、自宅での生活においては、広い畳の部屋はあるものの、排泄や入浴、就寝など、現在の状況では、妻1人の介助だけで安心して生活できる状況ではないため、なんとかしなくてはならないという焦る気持ちで、本人と家族から相談があった。

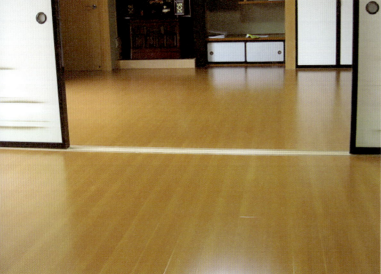

- ■年齢・性別……………… 69歳　男性
- ■疾病・障害の状況……… バージャー病を発症
- ■自立の状況……………… 日常生活において全介助
- ■移動方法………………… 両下肢欠損のため車いす
- ■福祉用具等……………… 車いす、3Mベッド
- ■介護認定………………… 要介護3
- ■身体障害者手帳………… 上肢機能障害左示・中・小指欠損（4級）、下肢機能障害両下肢欠損（2級）
- ■福祉サービス利用の状況 今後検討予定
- ■家族構成………………… 妻、娘、孫の4人暮らし
- ■主介護者………………… 妻（63歳）
- ■住宅の状況……………… 木造2階建　築25年
- ■居住環境………………… 既存住宅地
- ■社会資源………………… 山梨県重度心身障害者居室整備資金　介護保険

| 改修費用 | 245万円（税別） |

>>> 住宅改修に至るまで

- ?歳｜病気にかかったこともなく、仕事をしながら生活
- ?歳｜突如バージャー病を発症、足、手指を切断
- 70歳｜妻1人の介助だけでは生活困難のため、負担を減らせる形での住宅改修ができればと相談

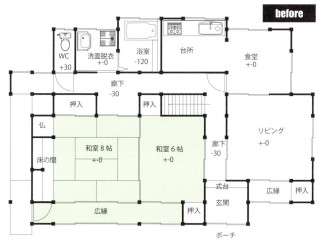

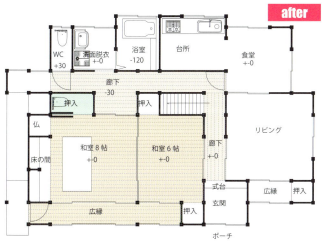

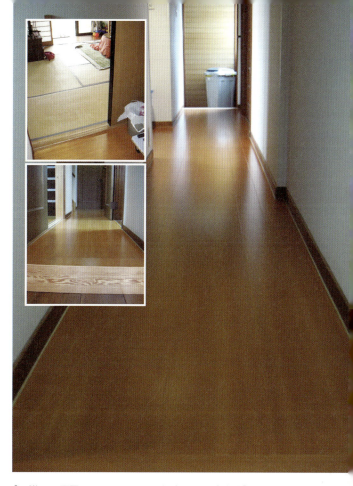

[お悩みの原因とクライエントに提案した解決方法]
1. 既存の二間続きの和室（8帖と6帖）の床を、畳からフローリングに変更
2. 専用の居室にある押入を、専用のトイレに変更

[設計で留意したこと]
専用居室の床工事においては、既存の畳を撤去し、元の高さで長尺フロアーを施工した。同時にリビングへの移動も考慮して玄関ホールの廊下や、広縁まで同じ高さでフローリングとした。

専用トイレの設置場所は、改修前押入であったので、排水の接続と給水設備が必要と判断したところ、容易に既存の配管との接続ができた。

便器の種類や、車いすから便器に移乗するときに必要な手すりの形状や位置などについては、施工図をもとに、本人の身体機能を熟知している担当の作業療法士による数回のやり取りですんなり決定した。

改修後のクライエントの声

医師から難病であるバージャー病とはじめて聞いたときは、目の前が真っ暗になりました。このまま家に帰っても、本人にとっても介助する側にとっても、ちゃんとした暮らしができるかどうか不安で一杯でした。幸いなことに、病院の素晴らしいスタッフには、退院前にも自宅に来てもらい、これからの生活への助言や、熱意のある励ましにより、住環境整備だけでなく、福祉用具とのマッチング、社会資源の有効利用方法などを話してもらいました。また実際に入浴介助をお願いするヘルパーさんの顔も事前に見ることができ安心できました。

ベッドの近くに本人の身体状況に合わせた専用のトイレができたことが、なによりも嬉しいことでした。見守りだけで1人でトイレに行けることは、本人も満足でしょうし、私たち家族も大変喜んでいます。ヘルパーさんにも入浴介助に来てもらっているので、私が頑張らなくてもよい環境には満足しています。

Case3
介助、移動が楽な浴室

要介護5の「在宅」を支える環境整備

脳梗塞を患い、その後遺症として上肢下肢機能に加え、体幹機能も全廃であった。またその後、パーキンソン症候群とも診断され、妻だけで入浴や排泄の生活全般の介助には限界を感じていた。

排泄はリハビリテーションパンツ＋パットであったが、定時に誘導を行い、タイミングが合えばトイレで排泄をしていた。一方、入浴は家族やヘルパーの力を借り、入浴用リフトを使用して行っているが、入浴介助時でも狭い浴室であることから、安全に楽に入浴介助ができるようにしたいと相談があった。

■年齢・性別…………	78歳　男性
■障害の原因…………	脳梗塞後遺症
■疾病・障害の状況……	脳梗後遺症、パーキンソン症候群
■自立の状況…………	日常生活において全介助
■移動方法…………	抱きかかえによる介助
■福祉用具等…………	車いす、3Mベッド、玄関昇降機
■介護認定…………	要介護5
■身体障害者手帳………	上肢機能障害両上肢全廃（1級）、下肢機能障害両下肢全廃（1級）体幹機能障害（1級）
■福祉サービス利用の状況	デイサービス3回／週、訪問介護1回／週、訪問看護1回／週、訪問リハ2回／週
■家族構成…………	妻と二人暮らし
■主介護者…………	妻（76歳）
■住宅の状況…………	木造2階建　築27年
■居住環境…………	既存住宅地
■社会資源…………	山梨県重度心身障害者居室整備資金　介護保険

改修費用｜270万円（税別）

>>> 住宅改修に至るまで

72歳｜脳梗塞発症、後遺症として上肢下肢、体幹機能全廃
？歳｜パーキンソン症候群併発
78歳｜要介護5となり、現状のままでは家族の介助が困難に。安全かつ楽に介助ができたらと相談

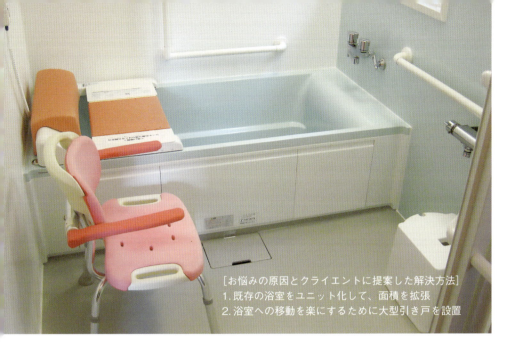
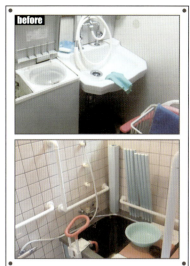

[お悩みの原因とクライエントに提案した解決方法]
1. 既存の浴室をユニット化して、面積を拡張
2. 浴室への移動を楽にするために大型引き戸を設置

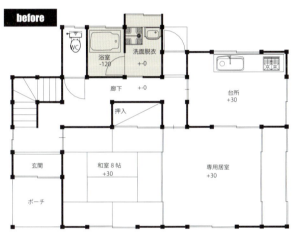
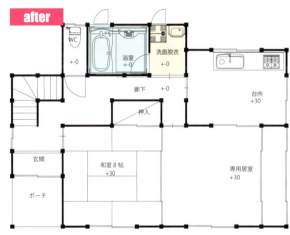

[設計で留意したこと]

既存の浴室は、1,820 × 1,365 と、介助で入る浴室としてはあまりに小さいことと、入口ドアも内開きであり、これで入浴椅子などを使えば、安心して入浴介助を行える状態とはいえない環境。あまり使っていない勝手口の部分を増築すれば、大型ユニットバス（1,820 × 2,275）の設置が可能と考えた。ユニット内部においては、洗い台を設置せず、その位置で立たせた状態で体を洗うため、正面に手すりを設置した。沐浴はリフトを使っている。

また、寝室からの移動を安全に行えるよう、大型の上吊り引き戸（1,100 × 2,000）を計画。ヘルパーさんの訪問介護はじめ、訪問リハビリテーションや訪問看護などの社会資源を有効に利用しながら、介助者中心に在宅生活を行うことが可能となった。

高い介護度でも、在宅での生活には欠かせない、社会資源を使った人的支援、福祉用具の上手な利用に加え、こうして環境整備を行ったことにより、より安心した暮らしが可能となった。

改修後のクライエントの声

近くに住む息子が、最も使いやすい位置を考え、浴室へ手すりを設置したりしました。それまで家族の力で入浴リフトを使いながらの入浴でしたが、面積も 1.7 倍となったことから、余裕のできた洗い場で 2 人介助でもゆったり安心してできるようになりました。また、居間から浴室へ連れて行くときも、大きい引き戸により移動も楽に行えるようになり、家族全員が喜んでいます。

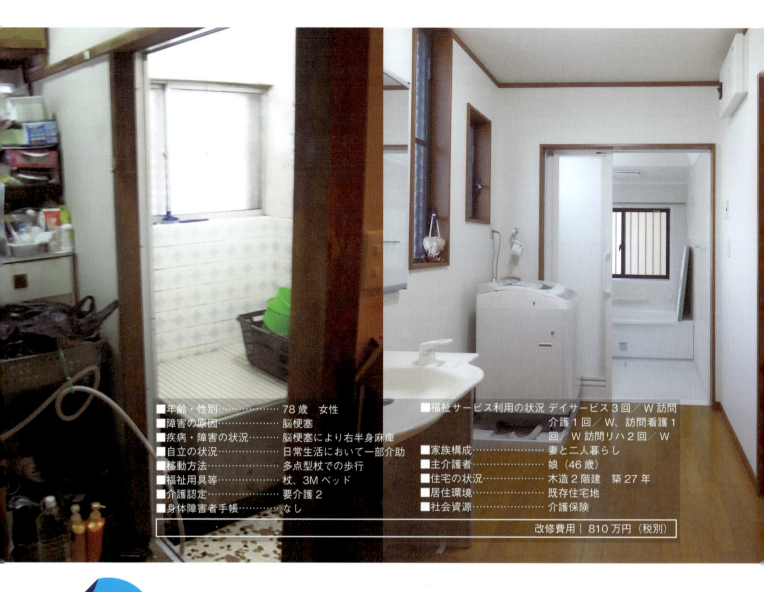

■年齢・性別……………… 78歳　女性
■障害の原因……………… 脳梗塞
■疾病・障害の状況……… 脳梗塞により右半身麻痺
■自立の状況……………… 日常生活において一部介助
■移動方法………………… 多点型杖での歩行
■福祉用具等……………… 杖、3Mベッド
■介護認定………………… 要介護2
■身体障害者手帳………… なし
■福祉サービス利用の状況 デイサービス3回／W 訪問介護1回／W、訪問看護1回／W 訪問リハ2回／W
■家族構成………………… 妻と二人暮らし
■主介護者………………… 娘（46歳）
■住宅の状況……………… 木造2階建　築27年
■居住環境………………… 既存住宅地
■社会資源………………… 介護保険

改修費用｜810万円（税別）

Case4 脳梗塞からの在宅復帰
日中に1人でも過ごせる家

元気だった78歳の母親が、ある日突然脳梗塞に。左半身に軽度の麻痺が残り、日常生活も見守りの状態となった。1人でのトイレや入浴は困難、段差による転倒リスクもあり、日中に1人にして出かけるにも家族には不安があった。ベッドを置く場所の整備と、水回りを使い易くして介助が楽に行えるスペースの確保や移動し易い環境にしたいと相談があった。

>>> 住宅改修に至るまで
78歳｜脳梗塞発症、救急病院入院とリハ施設への転院（4ヵ月）
退院｜左半身に軽度の麻痺。現状1人でのトイレ・入浴はもちろん、段差での転倒リスクが高く常に見守りが必要

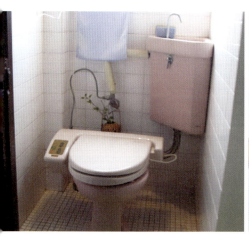
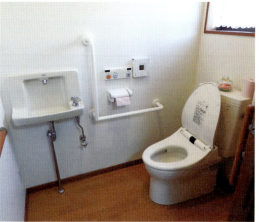

[お悩みの原因と
　クライエントに提案した解決方法]
1. トイレや洗面脱衣室、浴室の水廻りの拡張工事
2. 和室8帖の面積増加とフローリング貼りへ変更

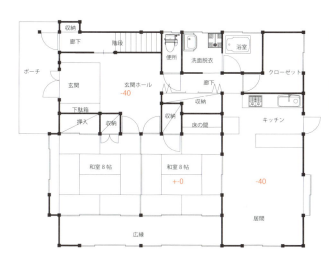
before

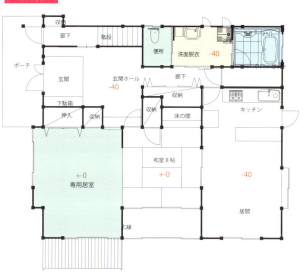
after

[設計で留意したこと]
既存の住宅は、トイレと洗面、浴室が一体となった配置であったことと、納戸スペース部分をなくしてよいとのことで、将来介護保険を使った介助入浴やシャワー椅子などの福祉用具も使いやすくするため、浴室を大きく計画した。さらに洗面脱衣室も広げ、椅子などを置くスペースを確保し、ゆったりとした介助スペースが確保できた。

また、いままで廊下から入っていたトイレも、スペースを大きくし洗面脱衣室より入ることと、廊下からは有効開口寸法1,030mmの3本連動引き戸を計画することで、「室内移動」を楽にできるように計画した。

浴室と洗面脱衣室とトイレ空間を一体化することで、無駄なスペースを作らず、スムーズな家事動線を考慮した計画とした。

改修後のクライエントの声

健康であるときは、不便と思っていなかった水廻りも、病気により体にハンディキャップがあることにより「大きなバリア」となっていましたが、こうして水廻りを中心とした環境を整備したことにより、使い勝手も良く、移動もし易くなり安心して生活ができています。

元々人に迷惑をかけることが嫌いな性格なので、思い切ってリフォームしてよかったと思います。

Case5 老老介護の負担軽減
介助用車いすでの移動が楽な間取り

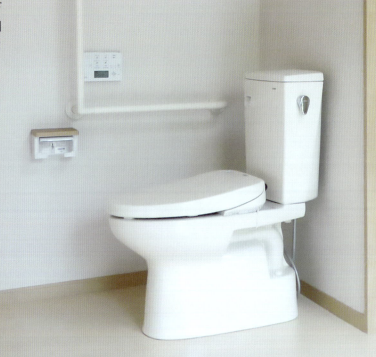

デイサービスは週4回利用し、普段の生活において洗面、食事をはじめ、ベッド脇にあるポータブルトイレへの移乗などは「全介助」で夫が行っている。入浴はデイサービスで済ませていた。

主介護者である夫も年齢を重ね、介助も少しずつではあるものの、身体的に負担を感じていた。本人もやはり排泄はポータブルではなく、遠慮なく普通のトイレで行いたいことや、入り口が狭い洗面室には満足に行くこともできないため、またリビング入口ドアが狭いことから専用居室へ、介助用車いすによる移動を楽に行えるようにしたいと相談があった。

>>> 住宅改修に至るまで
73歳｜脳梗塞発症、左半身麻痺と左膝痛
74歳｜デイサービスとの併用で生活してきたが、年齢を重ね身体的な負担を減らす＋クライエント自身が移動を楽にしたいとの希望

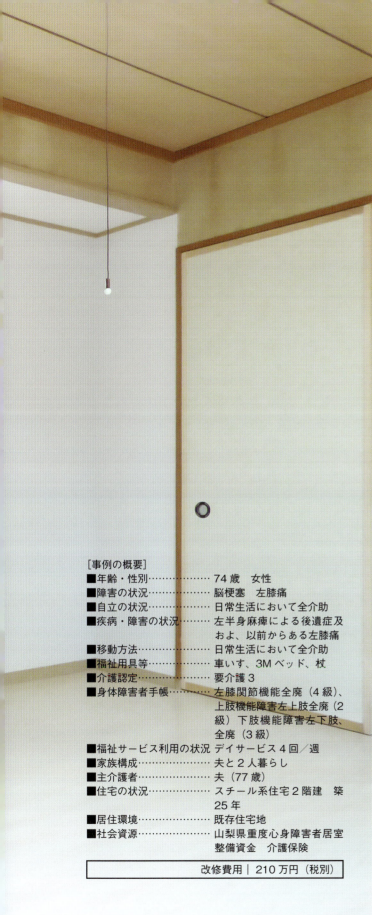

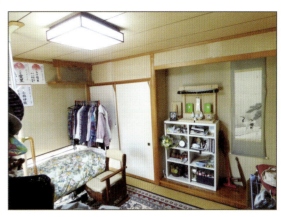

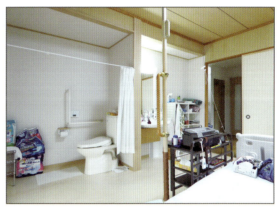

[お悩みの原因とクライエントに提案した解決方法]
1. 和室6帖の畳を段差をなくしたフローリングへ変更
2. 既存の押入を専用のトイレに変更
3. 部屋へ車いす対応の洗面台を設置
4. リビング入口ドアを引き戸へ変更

改修後のクライエントの声

リビング入口ドアを引き戸に変更したことにより、有効開口幅も80mm大きくなり、それまであった敷居もなくなったことで室内移動をスムーズに行うことができるようになりました。

専用居室では、専用のトイレを設置したことにより、介助による移乗はするものの、本人（主人）や私のストレスからも開放された気分です。また専用の洗面台も設置でき、1人でできることが増え、主人による介護の負担も、少しではあるものの軽減できたので、大変嬉しく思っています。

[事例の概要]
- ■年齢・性別……………74歳　女性
- ■障害の状況……………脳梗塞　左膝痛
- ■自立の状況……………日常生活において全介助
- ■疾病・障害の状況……左半身麻痺による後遺症およよ、以前からある左膝痛
- ■移動方法………………日常生活において全介助
- ■福祉用具等……………車いす、3Mベッド、杖
- ■介護認定………………要介護3
- ■身体障害者手帳………左膝関節機能全廃（4級）、上肢機能障害左上肢全廃（2級）下肢機能障害左下肢、全廃（3級）
- ■福祉サービス利用の状況　デイサービス4回／週
- ■家族構成………………夫と2人暮らし
- ■主介護者………………夫（77歳）
- ■住宅の状況……………スチール系住宅2階建　築25年
- ■居住環境………………既存住宅地
- ■社会資源………………山梨県重度心身障害者居室整備資金　介護保険

| 改修費用 | 210万円（税別） |

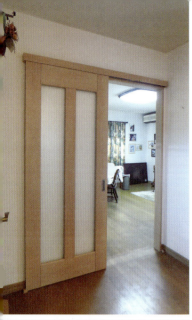

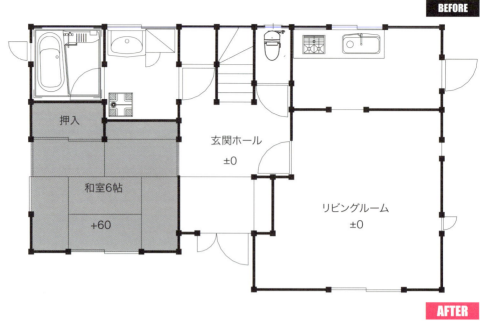
BEFORE

Case5
老老介護の負担軽減

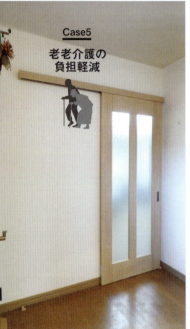

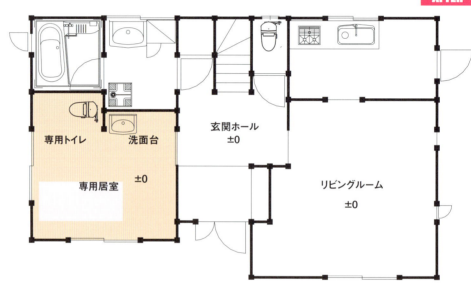
AFTER

[設計で留意したこと]
この建物は、スチール系のプレハブメーカーの建築であった。そのため当初玄関ホールより60mmの床段差があった。和室の床の高さは長尺フローリングで±0とし、移動環境もスムーズに行えるようになった。

また、介助者による介助型車いすでリビングから玄関ホールへの行き来は、有効開口寸法740mmでしかも床敷居段差もあり、毎日の通行は大変であった。

この解決方法としては、玄関ホールとリビングには床段差もないことと、アウトセット引き戸としても可動範囲には障害もなく、すぐに設置可能と判断した。

また、専用居室において、ポータブルトイレでの排泄は、本人にとってはストレスが大きいため、この方法については、既存の押入スペースを専用トイレとすることで解決を図った。また整容については、既存の洗面脱衣室までの移動には、床段差や入口ドアの影響で無理があったことから、専用居室へ車いす対応の洗面カウンターを計画した。いずれの工事も給湯給水配管や排水設備も容易に工事ができた。

Case6 家族が見守りやすいカタチ
住み慣れた家で安心して暮らす

病院でウイルス性脳炎と診断され、けいれんや呼吸障害の他に、やや言葉が不自由であったり、コミュニケーションに少し障害もあった。
それまで生活空間であったリビング横に本人の部屋はあるものの、家族がいる近くで生活できないかと考えていたが、部屋として使えるスペースもない状況であった。入浴は家族による介助により可能だったが、トイレに近い現在の玄関近くへ居室を計画したほうがいいのか迷っている状況であった。家に帰ってきても、家族の目の届く範囲に生活できるスペースを確保したいと相談があった。

[事例の概要]
- ■年齢・性別………………82歳　女性
- ■疾病の状況………………ウイルス性脳炎
- ■障害の状況………………けいれん　呼吸障害
- ■自立の状況………………排泄は自立　伝い歩きは可能
- ■移動方法…………………車いす
- ■福祉用具等………………車いす
- ■介護認定…………………要介護1
- ■身体障害者手帳…………なし
- ■福祉サービス利用の状況 入院中
- ■家族構成…………………娘夫婦＋夫
- ■主介護者…………………娘（58歳）
- ■住宅の状況………………スチール系住宅2階建、築24年
- ■居住環境…………………既存住宅地
- ■社会資源…………………介護保険

改修費用｜550万円（税別）

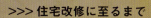

>>> 住宅改修に至るまで
81歳｜ウイルス性脳炎診断。けいれん、呼吸障害、コミュニケーション障害あり
82歳｜本人の部屋はあるが、家族の目の届く範囲で生活できるようスペースの確保を希望

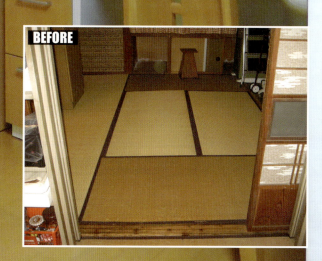
BEFORE

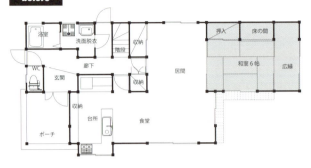

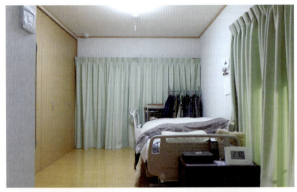

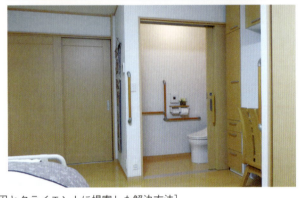

Case6
家族が見守りやすいカタチ

[お悩みの原因とクライエントに提案した解決方法]
衣装部屋として使用していた、リビングに隣接した和室を専用居室へ変更、そこに専用トイレと洗面台を整備した

[設計で留意したこと]
当初クライエントは「トイレが増築できない」という考えから、既存のトイレに近いところで居室を整備したいと希望していたが、現在では衣装部屋でしか使っていないリビングに隣接する和室を、専用の居室にしてはという提案をした。トイレの新設については、幸いにも汚水管も近くにあることや、給水も床下から無理なく配管工事ができることが確認された。専用居室に計画した整容のための座って使える洗面台の設置や、洋服入れも合わせて配置できた。

結果として、この部屋の採光も十分確保され、生活するには一番良い環境となっている。

改修後のクライエントの声

最初は、玄関横にある既存のトイレの近くへ、部屋を増築すればよいと思っていましたが、設計者の提案は、現在使っていない和室を専用の居室にして、そこへ専用のトイレを計画したらどうかというものでした。

「トイレを新設」なんて始めからできないと思っていましたが、「水と排水さえ整備できれば容易にできます」ということで、まさに目からウロコ状態でした。

おかげで、私たちがいるキッチンリビングの隣に計画できることになり、常に本人の顔色も見ることができるばかりか、距離感もなく、リビングで一緒に過ごすことができるようになって、互いに安心感が生まれました。

以前から「福祉住環境」には興味がありましたが「建築の力」ってすごいなって、改めて思いました。

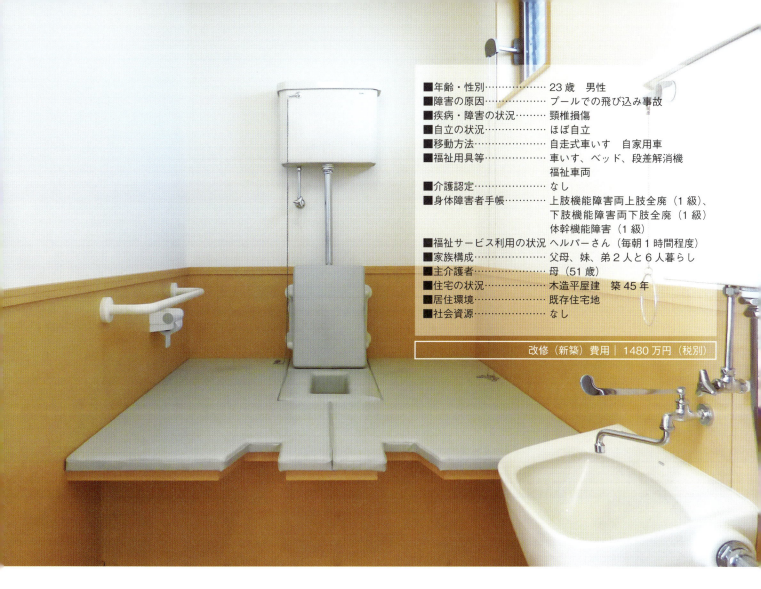

■年齢・性別	23歳　男性
■障害の原因	プールでの飛び込み事故
■疾病・障害の状況	頸椎損傷
■自立の状況	ほぼ自立
■移動方法	自走式車いす　自家用車
■福祉用具等	車いす、ベッド、段差解消機　福祉車両
■介護認定	なし
■身体障害者手帳	上肢機能障害両上肢全廃（1級）、下肢機能障害両下肢全廃（1級）体幹機能障害（1級）
■福祉サービス利用の状況	ヘルパーさん（毎朝1時間程度）
■家族構成	父母、妹、弟2人と6人暮らし
■主介護者	母（51歳）
■住宅の状況	木造平屋建　築45年
■居住環境	既存住宅地
■社会資源	なし

改修（新築）費用｜1480万円（税別）

Case7 障害があっても「自立」した暮らし

頸椎損傷者の自立支援のための環境整備

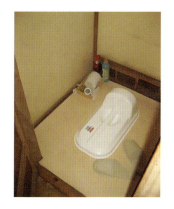

18歳の時に不慮の事故により、頸椎損傷、車いす生活を余儀なくされた。その後5年間にわたり、関東近辺のリハビリテーション施設での生活を終え、23歳となった今、ようやく住み慣れた家に帰ることとなった。しかし、現在の住まいは築40年以上の建物であり、トイレや浴室など、車いす生活では到底使えるものではなく、なんとか可能な残存能力と福祉用具を駆使し、快適で安心した暮らしがしたいと相談があった。

>>> 住宅改修に至るまで
18歳｜事故により頸椎損傷、リハビリテーション生活を送る（5年）
23歳｜帰宅となったが、築年数が古く、車いす生活が困難。

|新常識6｜住環境整備の具体例　　147

Case7
障害があっても「自立」した暮らし

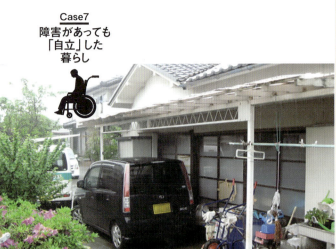
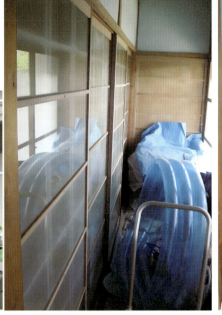
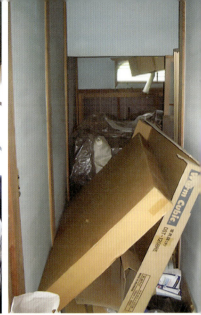

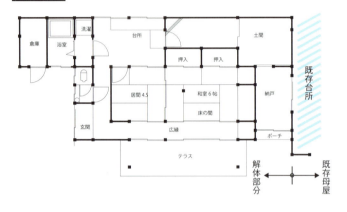

[設計で留意したこと]

既存の住宅は築年数も相当経過しており、本人や家族が現在の間取りを基本構造としての改修工事をしたいという想いは、23歳となったN君の身体機能を考慮した日常生活「自立」の可能性を考慮するために考えられる「望ましい改修計画」とは大きく乖離していることが明らかになった。

また同時に、建物の耐震構造補強といったことも考えた場合、現在の構造補強に投資するだけの価値（対費用効果）が見えてこなかった。

このため、母屋と接続している部分を一旦切り離して解体し、設計の自由度のある新築計画とし、本人や家族を中心とした完成度の高い、安心して暮らせる住空間を提案した。

当初、施工主（クライエントの母）は築40年の既存住宅を「改修しよう」と計画していた。

改修計画をしようと思ったきっかけの1つには、県の居室整備資金の利用と、耐震改修費に公的資金への期待があった。

しかし、計画を進めていく段階で、頸椎損傷者であるハンディキャップや、23歳という若さであることなどを考慮した場合、既存の柱を抜くことができない、地震に備えるために基礎コンクリートも「補強」程度でしかできないなど、お金（工事費用）とその効果を考えると、現実味がないことがすぐに理解できた。

その後、計画は既存をすべて解体して、新築で計画がすすめられた。

当時N君は、埼玉県所沢市にある国立リハビリテーション病院にいたので、設計にあたり、身体状況、車いすでの移動や回転スペース、窓の開閉動作、トイレの移乗台や入浴の動作確認など、数回にわたり調査確認したうえで設計を行った。

この計画では、本人が一番安全に快適に使うことのできる計画とす

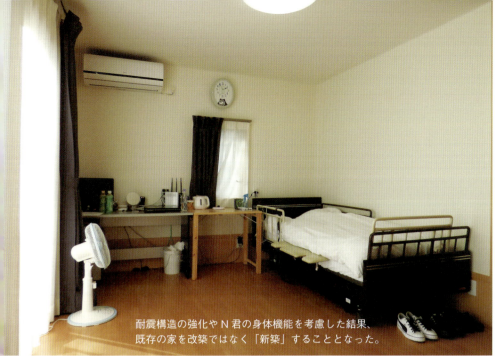
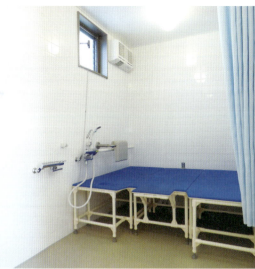

耐震構造の強化やN君の身体機能を考慮した結果、既存の家を改築ではなく「新築」することとなった。

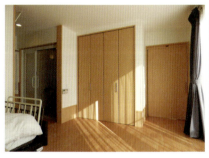
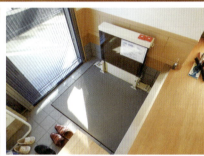
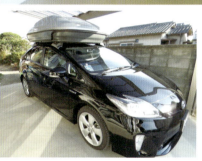

[お悩みの原因とクライエントに提案した解決方法]
既存を改修ではなく、全面解体して「新築」での計画提案

ることはもちろん、家族が使う浴室やトイレ、兄弟が使う部屋などを入れることが設計条件の1つであった。

高さの設計では、食事をするスペースは、図面向かって右側に隣接する台所であったことから、床高さはこの台所合わせとなった。

計画する敷地も狭く、要求される設計条件も数多くあり、それぞれ必要な面積の確保など、そのハードルは高かったが、本人の生活動線などをしっかり織り込んだ計画となった。

改修後のクライエントの声

事故後5年にわたり、施設でのリハビリテーションを終え、整備された自宅での生活も1年が経過しようとしています。時間をかけた設計としっかりとした施工により、現在は排泄、入浴、就寝、出入りや移動などほぼ自立ができています。

2013年4月よりS町内にある工場へ勤務しています。通勤には車いすを収納できる機能を備えた改造車で毎日通っています。

事故後、救急病院へ入院した時から考えると、ここまで1人で自立した生活ができるとは到底思ってもいませんでした。

障害があっても、残存能力、福祉用具の利用、社会資源による人的介助、家族の応援や、住環境整備などをしっかり行ったことにより、こうした暮らしができます。家族をはじめ、色々な方に支えられ、こういった「在宅」を基盤として社会参加もできるようになりましたことを大変嬉しく思っています。

Thips

「20万円以内」ではじめる リノベーション事例

介護保険を利用した場合、住宅改修費の支給限度基準額は20万円（1割は被保険者負担、一定以上所得者は2割）までとされています。では、この20万円を上限とした形で住宅改修を行った場合、限られた予算の中でどの場所を優先して、どこまでの住環境整備が可能になるでしょうか。
5つの事例をご紹介します。

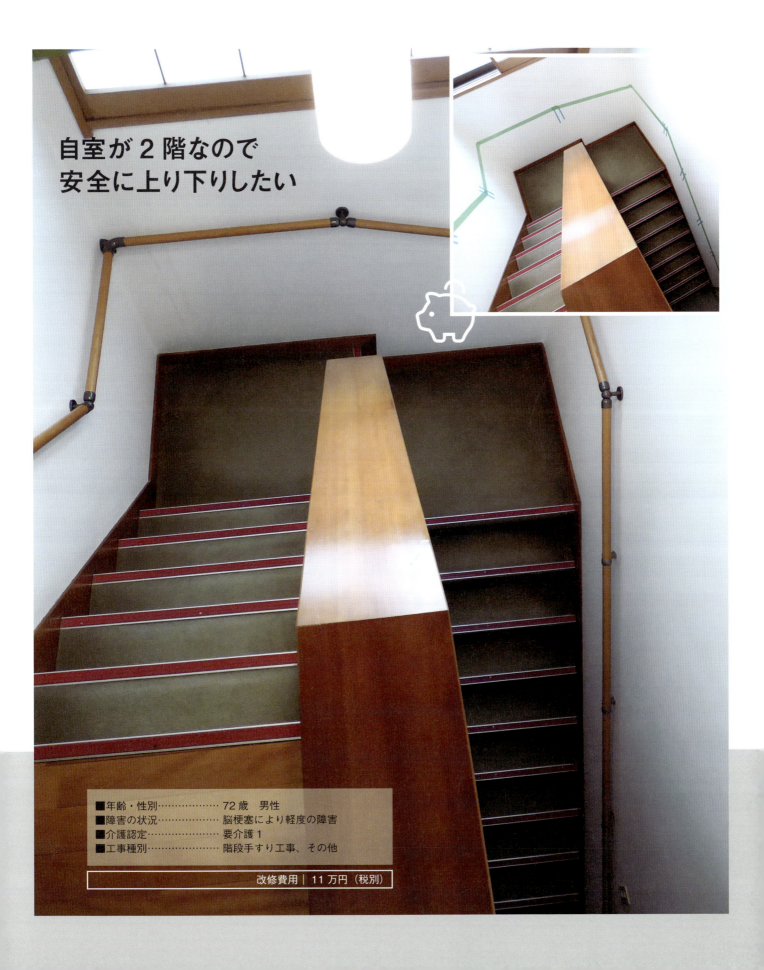

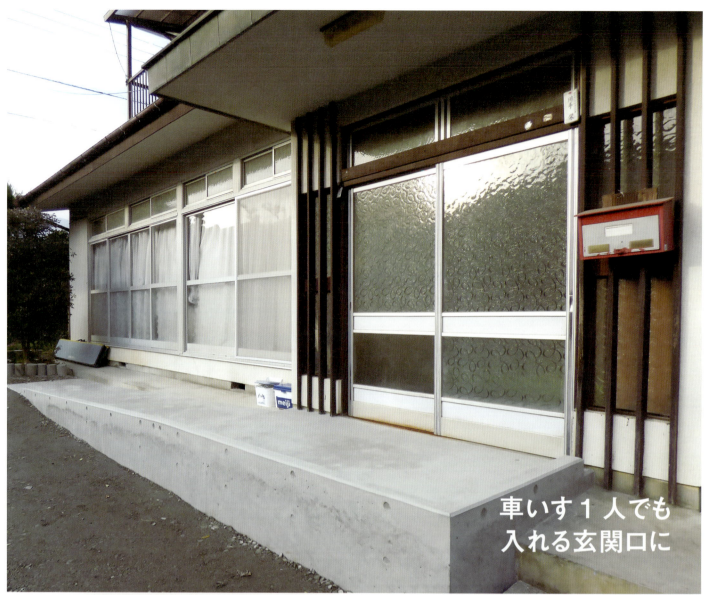

車いす1人でも入れる玄関口に

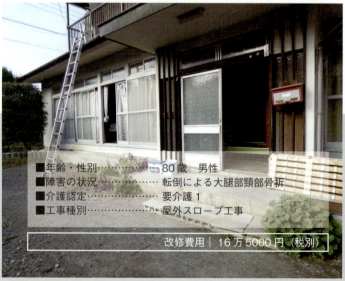

■年齢・性別‥‥‥‥‥‥‥80歳　男性
■障害の状況‥‥‥‥‥‥転倒による大腿部頸部骨折
■介護認定‥‥‥‥‥‥‥要介護1
■工事種別‥‥‥‥‥‥‥屋外スロープ工事

改修費用｜16万5000円（税別）

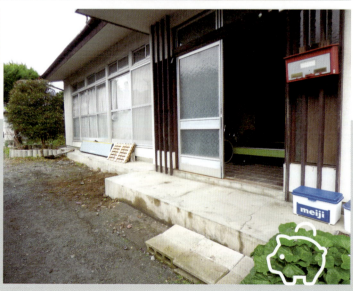

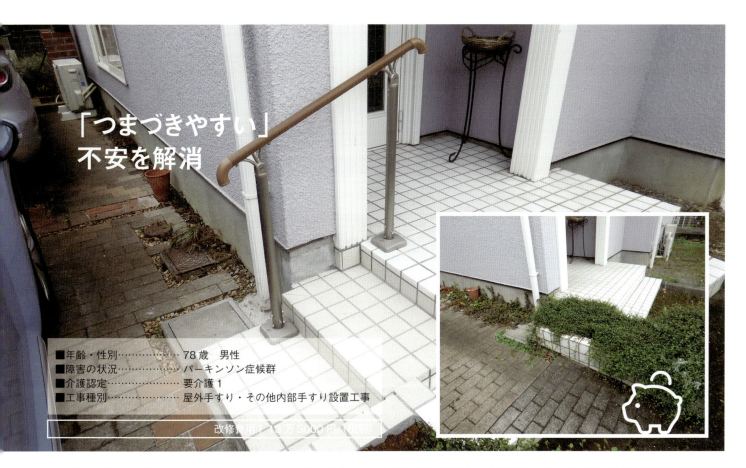

「つまづきやすい」不安を解消

- ■年齢・性別 …………… 78歳　男性
- ■障害の状況 …………… パーキンソン症候群
- ■介護認定 ……………… 要介護1
- ■工事種別 ……………… 屋外手すり・その他内部手すり設置工事

改修費用　12万3000円（税別）

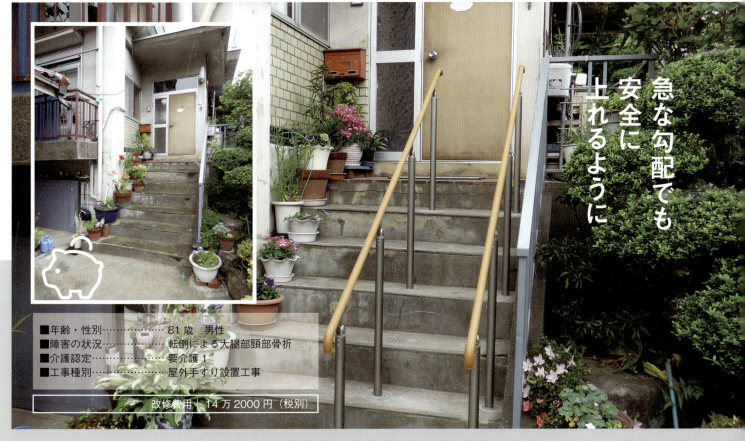

急な勾配でも安全に上れるように

- ■年齢・性別 …………… 81歳　男性
- ■障害の状況 …………… 転倒による大腿部頸部骨折
- ■介護認定 ……………… 要介護1
- ■工事種別 ……………… 屋外手すり設置工事

改修費用　14万2000円（税別）

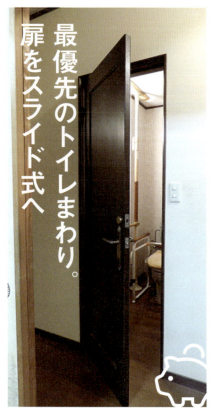

最優先のトイレまわり。扉をスライド式へ

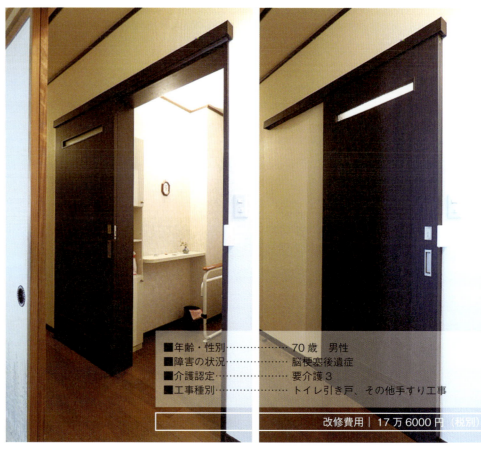

■年齢・性別 ……………… 70歳　男性
■障害の状況 ……………… 脳梗塞後遺症
■介護認定 ………………… 要介護3
■工事種別 ………………… トイレ引き戸、その他手すり工事

改修費用 ｜ 17万6000円（税別）

建築側から見た、介護保険の住宅改修について

　介護保険を使った住宅改修の代表例は「手すり設置工事」といっても良い。このため数本の手すり工事だけでは、数万円で済むことが多い。しかし、工事によっては手すりも数量が増えたり、下地設置のために壁を剥がす工事が伴ったり、比較的高額な屋外手すり設置工事も含めると、上限枠20万円をオーバーすることもある。

　一般に行われる住宅改修工事と違い、介護保険住宅改修工事は「小規模」である。このため上限の20万円の枠の中で、手すりや、段差解消工事、便器の交換など、同時にあれもこれも行うのは不可能であることが理解できると思う。

　私は、こうした限られた条件の中で、本人やご家族の希望を踏まえ優先順位を考えること、現場での技術的検討をしっかり行うこと。さまざまな「福祉用具」と「建築」との整合性、人的、社会資源とのマッチングを考慮したうえで、本人家族の気持ちに寄り添いながら「技術と情報の提案」により、無駄なく最大限の効果を引き出すことが使命だと考えている。

　介護保険制度が施行され、「住宅改修」が介護の分野に位置づけられてから17年が経過しようとしている。高齢になっても生活基盤として住環境の位置付けが確立され、住み慣れた地域で安心して暮らせる「最適解」の住環境整備を行う高い意識と技術が、高齢社会に直面している今、建築職だけでなく、リハ職にも真に求められる時代となった。

住 宅 解 剖 論

住宅改修において
セラピストに必要な

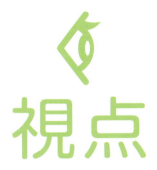

視点

家の構造を知らずに住宅改修のアドバイスをするのは、解剖学を知らずにリハビリテーションをするようなもの。

　ここでは、「住環境とは何か」「建築の力とは」「最小限で最大効果を狙う支援とは何か」など基本的な考え方や事例を通して、住宅改修でセラピストが見るべき必要最低限のポイントをお伝えする。

1　手すりを付けるときの考え方・見るべきポイント

それぞれの移動や動作に対し、位置、高さ、長さや手すりの直径など、適切に判断して提案する。箇所別に必ず複数案を出し、その効果やデメリットを説明して本人に最終決定をしてもらうことがポイントである。

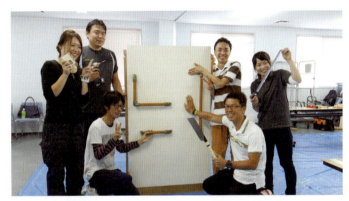

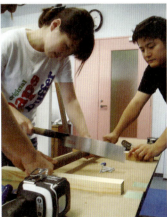
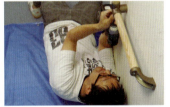
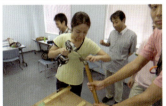

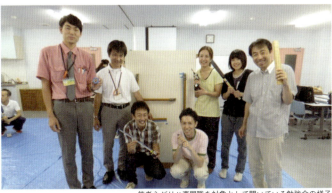

筆者らがリハ専門職を対象として開いている勉強会の様子

住宅解剖論

2 その場で住宅の平面図を描く練習

一言で言うと、紙の上で生活動線が理解できる。玄関（出入り）、専用居室（ベッドの位置関係）、トイレ、浴室、台所、廊下、入口戸（ドアか引き戸）また床高さの標記もポイントとなる。

木造の場合など「モジュール」（関東では910mm）が理解できていれば、方眼紙で簡単に描くことができる。

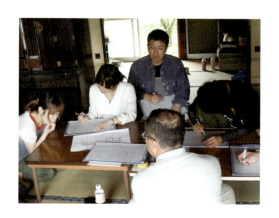

3 下地を探し、手すりを付ける

見た目も大事なので、可能であれば「化粧材」を施工した上には設置せず、下地を探し、そこへ手すりを付けていきたい。

現在はホームセンターなどでも「針での下地探し」や「センサー」をつかった下地探知機も豊富に出回っているので、慣れれば簡単な作業になる。

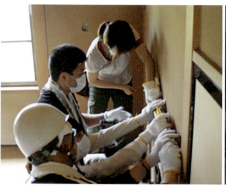
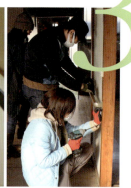

4 壁を解剖し、下地を見つける

木造、鉄骨造、鉄筋コンクリート造など、建築にはさまざまな構造があり、壁の裏にもそれぞれの性格がある。壁の向こう側は、経験豊富な建築士であればおおよそわかるが、完璧にわかるわけではない。現在多く使用されている石膏ボード（クロス下地）やラスボード（左官壁下地）などは木下地があり、必ず木工事職人（大工さん）が貼っている。

こうした貼りものは910mm×1,820mmの寸法となっているので、ボードなどのジョイント（水平方向910mmで間柱は455mm）にあると考えてよい。

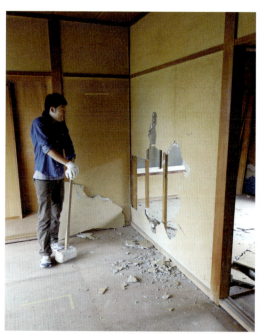

解体住宅を解剖して、住宅改修を学ぶ

5 天井を剥がし、構造を見る

住宅改修においては、浴室や洗面脱衣室、トイレ等の平面計画の変更を伴う改修工事などの場合、構造の確認が必要となる。柱や梁や桁の状況、また筋交い（地震や風などで倒れたりしないように、柱と柱との間に斜めに入れる材）があるのかなどを、どうしても確認したい。また一般に押入の天井などから見ることもあるが、水廻りの改修工事の範囲から遠い位置にある事が多い。実務上は、450mm角で開閉式の天井点検口を設置して確認する。平面の変更を伴う工事では必須である。

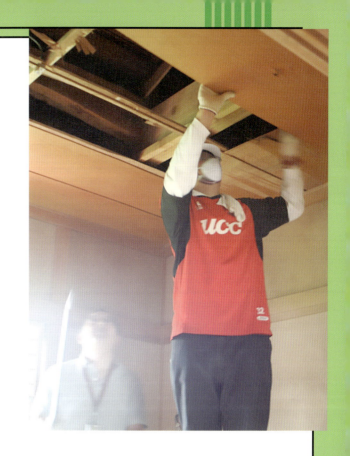

6 床を剥がし、構造を見る

床高さの変更を検討する場合は大変重要な行程。
　畳からフローリングへの変更など、段差解消工事では必ず確認したい。1階の床下を確認する場合、畳床であれば外すことで容易に確認できるが、フローリングでは剥がさない限り、見ることはほぼ不可能となる。床下収納庫があれば確認できる。

住宅解剖論

7 仮の住環境プランを立てる

住環境プランを立てるには下記7つの情報が必要となる。

- ● 現在の本人の身体機能および履歴や予後
- ● 使用している（今後見込まれる）福祉用具
- ● 家の配置、間取り（高さも含む）や構造、築年数
- ● 家族構成（介護力）
- ● 社会資源（人・もの・制度）の利用
- ● 身体障害者手帳の有無
- ● 本人の想い

（左記がすべてではないが）この7つの情報があると、紙ベースでもリアルな提案が可能となる。

頭の中での考えと実際の現場では、大きく予想が外れていることもある。単純な情報不足もあるが、実際に行ってみたら日当りが悪かったり、思いのほか床構造が脆弱だったりと、理想と乖離することもある。

8 仮プランを現場の状況に合わせて変更する（廊下）

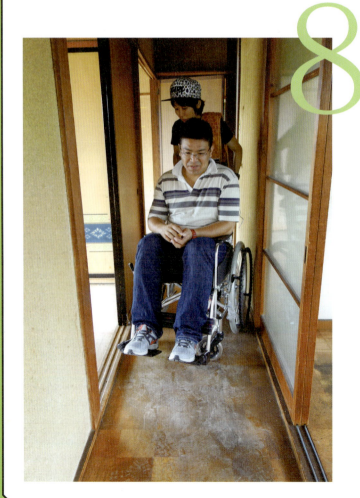

一般に日本の木造家屋では、3尺廊下（壁芯寸法が910mm）と言って有効寸法が770mm～790mmしかない。

昨今の新築事例で廊下を計画することは少なくなってきたが、築年数20～40年前に造られた木造家屋では「廊下は当たり前」であった。

家の中での移動を考えると、直線廊下は問題ないが、曲がり角では難しく、居室に入る時にも30mm程度の段差がある場合は大きなバリアとなっている。車いすなどの福祉用具は、日進月歩の素晴らしい技術により発展した一方で、「安全第一」が優先されるため、家に合わせてよりコンパクトにするには限界があり、家と福祉用具はマッチングすることが少ないと感じている。

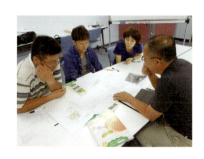

9 住宅改修実例

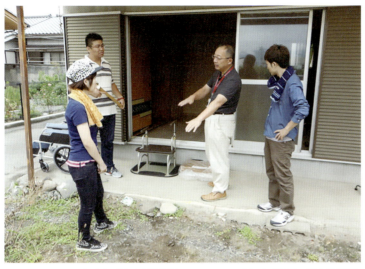

縁側から室内に入る住宅改修を検討

家屋が貸家のため、玄関も狭く出入りできる状況ではなかったため、専用居室へ直接入れる南側の掃き出しを入口にすることを想定し、介助力の可否とレンタルスロープを検討。介助力が期待できない状況となった場合は、レンタルの段差解消機の設置も検討した。

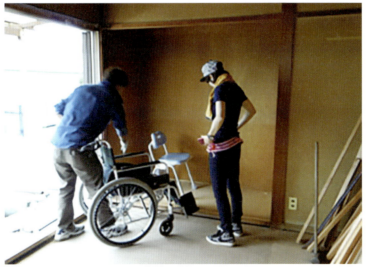

居室内にトイレを作るため、押し入れを撤去

「トイレは這ってでも1人で行きたい」という本人の強い希望により、6帖の専用居室の押し入れ内にトイレ設置を検討した。幸い外壁に面していることから、給水設備と排水設備の接続は容易だと判断。

> 家は、人々の暮らしを守るもの。また長い時間を過ごす「なじみの場所」でもあり、本人や家族にとって心地よく心休まる空間であることは言うまでもない。超高齢社会を目前に、我々専門職には医療福祉や建築も垣根を超えた「質の高い連携」が求められている。在宅で安心して暮らしたいと願う本人や家族に対して、「最適解の住環境」が提案できることを願っている。　（伊東誠三）

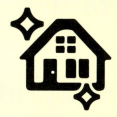

| 新常識 7 | 想像を超える多彩な暮らし

バリアフリーを超えた
リノベーション事例

> ⋯ これまで » 専門職による安心安全を最優先した、個性のないバリアフリー重視の暮らし
>
> ⚠ これから » 当事者による安心安全を確保しつつ、専門職の想像を超える多彩な暮らし

　専門職の介入は、時に「専門職の想像内の暮らし」を押し付ける危険性をはらんでいる。安心安全を最優先にバリアフリーの住環境を整えることがゴールだと考え、均一な暮らしを提案していないだろうか？

　これからは当事者の「本当はやりたいこと」「諦めてしまったこと」に耳を傾け、それをどのように実現するかを考え、挑戦する姿勢が専門職により明確に求められる。それは想像を超えた楽しさと試行錯誤、迷い、そして豊かな暮らしへとつながるだろう。

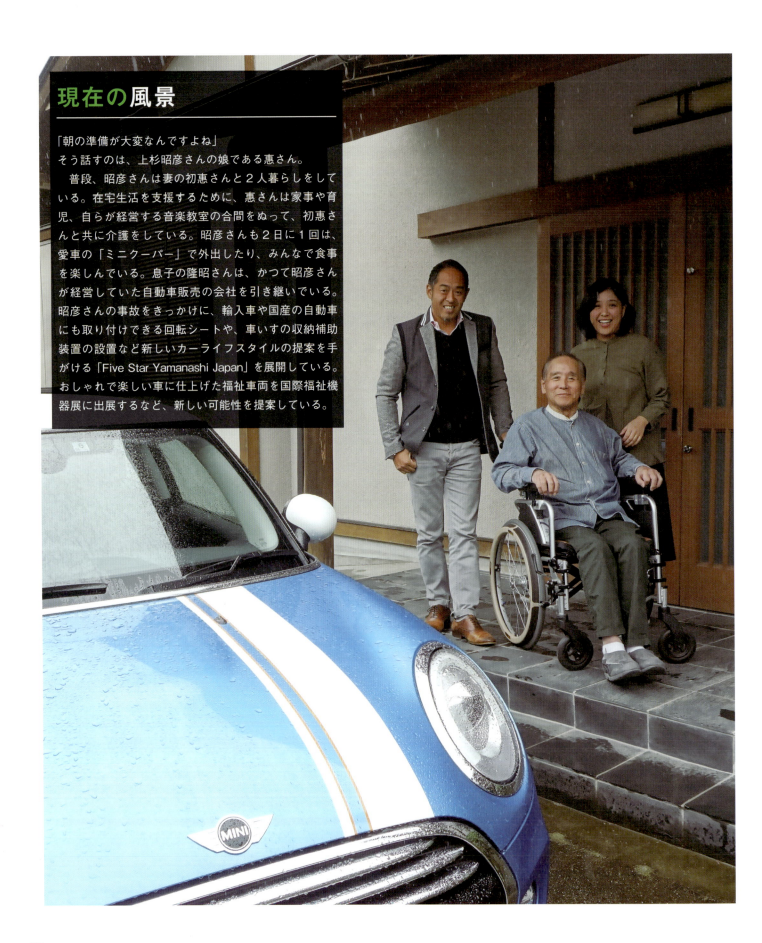

現在の風景

「朝の準備が大変なんですよね」
そう話すのは、上杉昭彦さんの娘である恵さん。
　普段、昭彦さんは妻の初恵さんと2人暮らしをしている。在宅生活を支援するために、恵さんは家事や育児、自らが経営する音楽教室の合間をぬって、初恵さんと共に介護をしている。昭彦さんも2日に1回は、愛車の「ミニクーパー」で外出したり、みんなで食事を楽しんでいる。息子の隆昭さんは、かつて昭彦さんが経営していた自動車販売の会社を引き継いでいる。昭彦さんの事故をきっかけに、輸入車や国産の自動車にも取り付けできる回転シートや、車いすの収納補助装置の設置など新しいカーライフスタイルの提案を手がける「Five Star Yamanashi Japan」を展開している。おしゃれで楽しい車に仕上げた福祉車両を国際福祉機器展に出展するなど、新しい可能性を提案している。

**一見不自由のない華やかな生活
裏から見ると……**

クライエントである昭彦さんの住む自宅は、事故をきっかけにリノベーションしたもので、デザインしたのは息子の隆昭さん。室内は豊かで静かな時間が流れており、居心地のよい空間が広がっていた。

孫の七五三や運動会に足を運んだり、妻の入院先への見舞い、母の話し相手になるなど、在宅生活においても「普通で豊かな暮らし」をされているという。

家族の仲もよく、仕事も介護も力を合わせたバランスのよい暮らし。一見、何の不自由もなく、華やかにすら見えるその生活の背景には、他人には決してわからない事故からの5年間の苦闘と、現在進行形の本人と家族の苦労が奥深くに横たわっている。

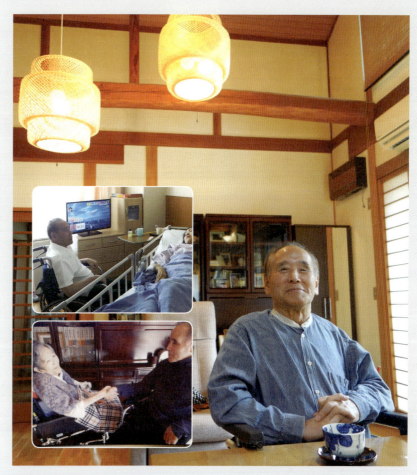

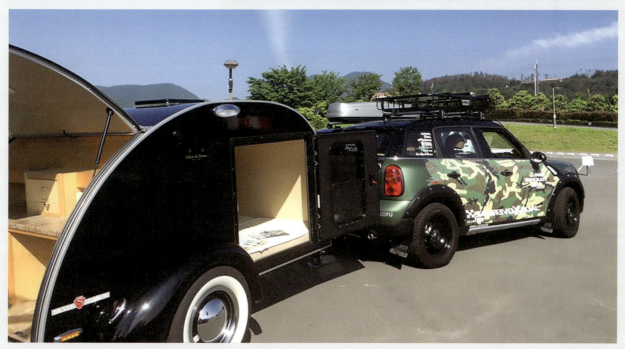

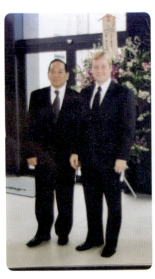
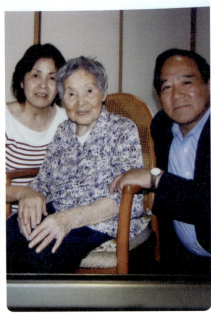
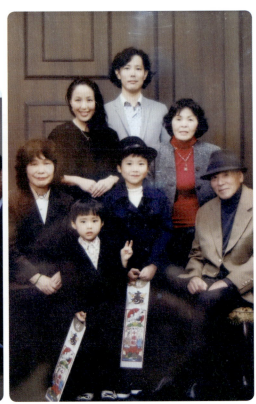

今までの風景

上杉家は、祖父の代から自転車販売店を経営していた。昭彦さんの代になり、時代の流れからオートバイの販売、国産車を扱う自動車販売店へと展開した。その後、「ランドローバー」「クライスラー」など輸入車販売を手がけ、「ミニクーパー」を中心に取り扱うようになった。多彩な能力と興味をお持ちの方で、会社経営の傍ら詩吟や和歌、書道にも精通し、日本中の詩吟の教室へ指導に行くような幅広い活動をしていた。

急に思い立っては、「仲間とモンゴルへツーリングに行ってくるから」と忙しい仕事の合間をぬって休みをとり、家や会社を空けることもしばしば。「好きなことばかりしてたから、家族と母はいつも不満をもらしてましたね」──当時の様子を恵さんが話す。移り変わる経済状況にあわせ、会社の経営のあり方を変えた。新社屋を建て、さらなる発展を模索する日々が続いた。昭彦さんは、そのプレッシャーとストレスを1人で背負い、時には家族に当たってしまうこともあった。

2人の子ども達もそれぞれ家族を持ち、隆昭さん家族はドバイへ海外赴任、家族の間の心理的距離や物理的距離が広がった。

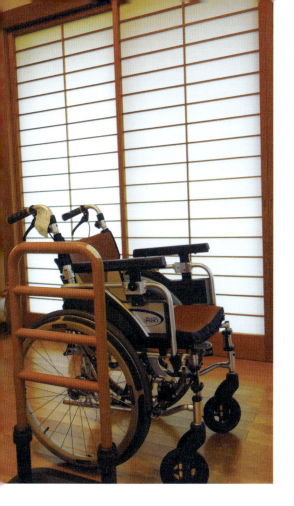

家族を変えたあの日

2012年10月31日。そんな家族に大きな試練が訪れる。

　トレーニングとしてウォーキングをしていた昭彦さんが、後ろから来た車に衝突されたのだ。頭部外傷により大きな脳の損傷を受け、生死をさまよう状況だった。医師からは、命が助かっても植物状態だろうと宣告された。家族は24時間体制で集中治療室の意識の戻らない父に付き添い、娘の恵さんはまだ小さな子どもが2人いる中、家事も育児も仕事もこなしながら踏ん張り、妻の初恵さんを支えた。息子の隆昭さんは、急遽ドバイから帰国し、父の会社を引き継ぐことに。

　今まで知らなかったプレッシャーに押しつぶされそうになりながらも、ここで立て直そうと決めた。ここから、家族の真の闘いが始まる。

　命が助かった昭彦さんには、高次脳機能障害が残った。リハビリテーション専門病院に転院し、リハビリテーションに取り組むも、1人で歩くことができず、車いすを使いながらの生活を余儀なくされた。ここでもさらなる壁にぶち当たることに……。

　「外国に比べ日本は、接客サービスやホスピタリティが高いと思い込んでいたけど、実際は全く逆でした」「慮る（おもんばかる）ことができないのですね。今、本人はどんなことを感じているのか、想像できていないように見えます」海外で生活した隆昭さん、恵さんは口を揃えて言う。病院では、リハビリテーションのない時間には、患者は何もすることがなくボーっと車いすに座らされている状況で、体が思うようにならないと、排泄を他人に委ねざるをえない。オムツ交換の際に、戸やカーテンが開いたままで廊下から見られてしまう状況に唖然とした。

　食事は部屋でとるスタイルだが、景色を楽しむこともなく、なぜかタンスに向かってテーブルが配置される。

　「タンスを見ながら食べる食事って、全然楽しくないですよね。ちょっと向きを変えてくれるだけで景色が見えて食事が楽しくなるのに、なぜ配慮ができないのでしょうか。そこまで余裕がないのでしょうか」と恵さんは零す。

　このような居心地がよいとは言えない状況では、父がかわいそうだ。そう思い、頻繁に病院に行き介護をした。余裕がない中で一生懸命介護をする家族は、つい医療者側にも同じ温度のサービスを要求しがちになってしまう。そこまでは無理だと頭ではわかっていても、本人のことを思うともう少し何とかできないものかとも思う。

　今までの自分たちのやり方を変えるような希望を話すと、「家族のわがまま」ととられがちで、医療者側との少しのズレが、いつしか大きな対立へと悪化していくのを感じた。結果、その病院からは退院せざるをえない状況になった。

暮らしのリノベーション

そういった背景から本人や家族は、在宅生活を選択することに。事故に遭う寸前までそれぞれの夢を追いかけていた家族は、今こそ1つになろうと集まった。選択の背景には、父である昭彦さんの生き方や価値観が共有されていたからかもしれない。

かつて昭彦さんは、石垣島出身である妻の義母をとても大切にしていた。年に1度は必ず石垣島へ行き、義母の最後の5年間は山梨で看取った。「昭彦さんは、八重山婿（やいまむこ）だ」と最大の賛辞で言われるほど、島での評判もよかったという。実父母への思いやりも大切にし、会社を引き継いでいった。そんな姿を見ていた家族は、理屈抜きで「居心地のよい家で暮らしてもらいたい」と決めた。

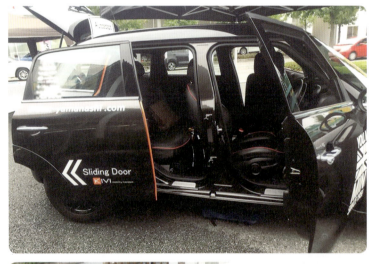

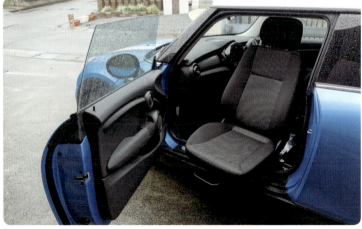

病院にいく時以外でも車を使いたい、出かけたい。

在宅生活の準備で車をどうするかを検討した際「外出は病院に通院するぐらいでしょうから、介護タクシーを使えばいいですよ」と助言を受けたものの「(父親のことを考えると)毎日家にいて、病院に行く時だけ外出する生活なんて、ありえない」と感じた家族は、皆で外出できるように大手国産車の福祉車両を購入しようと見に行ったことがあった。

当時は福祉車両はマイナーであり、実車を見ることも叶わない。ディーラーのスタッフも詳しい知識があるとは言えず、心細い思いをしたという。

今乗っている車で家族と一緒に出かけたい

そんな中、初恵さんの「今乗ってるミニじゃなきゃ、運転できないのよ」という言葉が隆昭さんの耳に届く。退院手続き、今後の通院先の検討、介護保険サービスの情報収集や契約など、さまざまな手続きに追われている母の状況を考えると、今まで長く乗り続けてきた車と大きさも雰囲気も機構も違う福祉車両に乗り替えることは、心理的な負担を増やすだけ。

そこで、今まで乗っている車を福祉車両に改造できないか、好きな車に乗り続けられて生活も広がるようなライフスタイルを提案したいという想いが強まり、現在では事業展開にもつながっている。

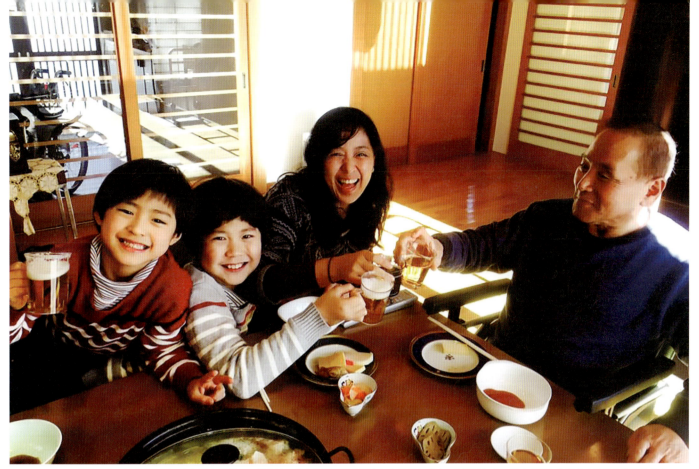

居間は畳や絨毯敷きだった部屋を改装し、居心地の良さと機能性を両立した気持ちのよい空間にした。ここで孫と食事をするのも楽しみの1つ。

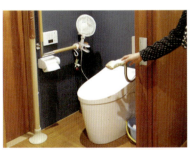

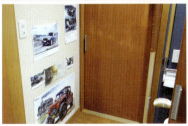

トイレは立ち上がりや方向転換がしやすいように手すりを設置し、先端を持ちやすくなるよう太くしたり、夏場の暑さを軽減するように扇風機をつけるなどの工夫もされている。便器に座るとクライエントの大好きな車の写真が見えるようになっており、今までの記憶を呼び起こすきっかけ作りとしている。

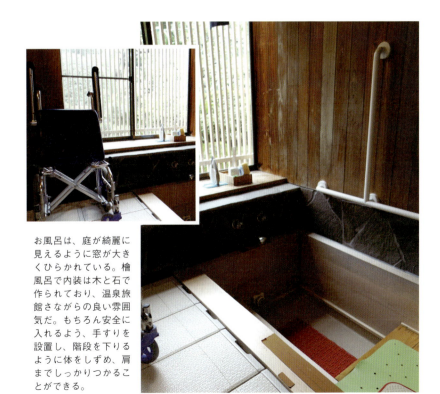

お風呂は、庭が綺麗に見えるように窓が大きくひらかれている。檜風呂で内装は木と石で作られており、温泉旅館さながらの良い雰囲気だ。もちろん安全に入れるよう、手すりを設置し、階段を下りるように体をしずめ、肩までしっかりつかることができる。

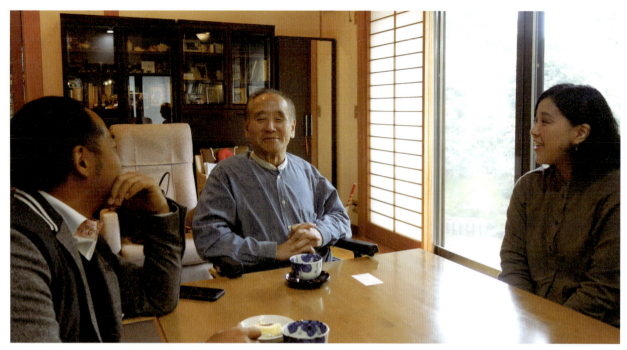

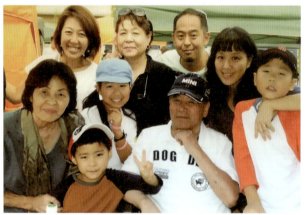

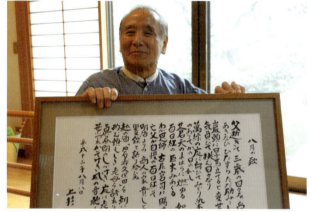

これからの
暮らし
これからの私たち

あれから5年。上杉家の生活と苦闘は現在進行形で続いている。辛いことも多いが「こんなこと言っては父には可哀想かもしれないが、事故がきっかけで家族がまとまった。今まで父が好きなことやりすぎた天罰かもね（笑）」と息子の隆昭さんは話す。それぞれの夢を追いかけていた家族が、父の事故をきっかけに家族としての夢を考えた。父にも居心地のよい家で自分らしく生きてほしい。そして、自分もこれからどのように生きていくか。何を大切にしたいかという価値観に向き合い、体が不自由でもほしい暮らしを実現する。これは住環境整備だけにとどまらない、家族のあり方や仕事、それぞれの生き方をリノベーションした闘いである。

私たちリハビリテーション専門職は、「その人らしい暮らしを実現しよう」と
聞こえの良い言葉を頻繁に使っている。しかし、現実はどうだろうか。
上杉さんは病院での食事場面について
「景色が見えるように少し向きを変えるような配慮をしてほしい」と述べていた。
また、新常識2で紹介したような、本人やご家族の意向を確認せず、
病院と同じベッド周りの環境を提案し、在宅生活では使いづらい結果になってしまった例もある。
なぜこのようなことが起きてしまうのか——

慮ること

私たち専門職にとって、病院や施設や訪問での業務は日常のことである。しかし本人やご家族は、生死の境を彷徨い、これからどうなるのかもわからない不安に押しつぶされそうな状況にある。家族が忙しい毎日の中、本人を励まそうと面会に来ている場面を想像してほしい。移動する車や電車、病院のエレベーターの中で何を感じているだろうか。病院でリハの様子を見て、家に帰り家族に何を伝えるのだろうか。そこに私たちは希望を渡せているのか、それとも私たちの日常業務に振り回された不満を残してしまうのだろうか。その分岐点は、本人や家族がどのような思いをしてここに立っているのかを慮ることから始まる。

信頼を得ているがゆえに私たちの提案がすんなり通ってしまうこと

面会に来る度によくなる本人を見てご家族も絶大な信頼を寄せ、退院後の生活について相談をする。しかし、セラピストの多くは病院勤務であり、在宅生活を知らない。そのため病院と同じ環境を在宅生活に持ち込むか、過剰なまでのバリアフリーの整備に陥りやすい。

これらを踏まえ、「暮らしのリノベーション」の視点で捉え直してみたい。

いま目の前にいるご本人やご家族はどのような想いを抱えているのか

不安、不満、希望、期待など人によって全く異なり、それは状況により変化する。想定していた自分の予想と異なる想いに気がつくはずだ。それは退院後の具体的なイメージも同様である。いままでどんな暮らしをしてきたか、どんな価値観を持ち大切にしてきたものは何か。本当にしたいこと、これからやりたいことは何か。いままでの人生が多彩であったのと同じように、これからの人生も多彩である。経験を積むほど、いままでのパターンに押し込めがちになる危険性を認識し、多彩で想像を超える多様性に満ちたゴールを描くことを忘れてはならない。

この点を押さえれば、自然と私たちの先入観は消え去り、本人やご家族のいままでとこれからの想いを知ることができる。そして私たちの強みを生かした、多彩な暮らしの獲得へとつながるのである。

　私たち専門職に求められるものは、失った機能や生活を取り戻す「リフォーム」の視点ではなく、これからのほしい暮らしを目指し、むしろ想定外の新たな価値やゴールに到達する「リノベーション」の視点である。「暮らしのリノベーション」は、当事者の暮らしを多彩にするだけでなく、セラピスト自身の存在価値や多様性を生み、確実に仕事が面白くなる。当事者の、そして私たちの想定を超えたゴールに向かって挑戦していこう。

暮らしのリノベーションを彩る
インテリアからのアプローチ

池田　由里子

これまでの住環境整備は機能面を中心に安全・安心が重視されてきた。もちろん今後も変わらず大切なポイントである。さらにこれからは、快適、かっこいい、お洒落、美しい、素敵、楽しい、ワクワク……などの要素も意識したい。まずは自分の暮らしから取り組んでみてほしい。単なる改修工事、環境整備から「暮らしのリノベーション」へと導くヒントになるだろう。

　関連する知識や技術のみならず、センスやデザイン力を磨く努力も必要である。自らカフェやホテル、美術館などに出向き、美しさや居心地の良さに触れ、その要素を探ってみよう。興味があれば、建築やインテリア、カラーなどを本格的に学んでみることもお勧めする。異なる分野の学びは新鮮で興味深く、さらに巡って、自らの専門性を考え直し、それらの融合について新たに気づくことにもつながるだろう。

　一方、色・柄・飾りなどは、どうにも自信がない、センスがないと悩んでいる人は、それらを得意としている同じ職種の仲間や、建築、インテリア、デザインなどのプロとつながりを作り、気軽に相談できる関係を構築しておこう。

　コラム、トピックスで解説した「住まいのインテリアリハビリテーション」という考え方を、福祉住環境整備の新たな視点として、現場で活用していただければ幸いである。

　クライエントの"病気"や"障がい"という起こった事実を変えることはできない。しかし、どう捉え、どう行動するかでその人の人生は変わる。このことを、声かけや励ましなどで直接的に働きかけるより、「環境」を変えるという間接的な介入が、気づきを促すのに有効なことがある。熱心に関わるほどついつい視野が狭くなりがちだが、環境へのアプローチはクライエントと住まいの両者を見ている時点で、少なからず俯瞰できていることになるだろう。手段や距離感をケースに応じて使い分けることが重要である。

　住環境について、不便を解消するだけでなく、心から望む暮らしをもう一度考え、再構築することで、その人の目指す未来に寄り添い、実現をサポートする……それが「暮らしのリノベーション」であると考える。住まいに問題を抱えるクライエントのために、よりよい手法を模索する専門職のために、本書が役立つことを願っている。

暮らしのリノベーション実践に向けて
久保田　好正

「暮らしのリノベーション」とは、専門職の想像を超えた多彩な暮らしに到達するための手法である。バリアフリーは安全・安心な機能を補完する必最低限の機能であり、その上位概念として多彩な暮らしを実現する「暮らしのリノベーション」がある。

障害のあるなしに関わらず、自分らしく素敵な生活をしたいのは当然のこと。冒頭のひらやまさんのように好きなインテリアに囲まれ「ふつうの豊かな暮らし」を実現していくことも、白松さんのように車いすを使いながらチェーンソーで薪の切り方を教えたり、イノシシを解体する「できることに挑戦する暮らし」もある。また、上杉家はそれぞれの夢を追いかけながら、「夢・仕事・介護を実現する暮らし」を実践している。

上記の暮らしは病院を退院する段階ではまだ見えていない「ゴール」である。これは何年も試行錯誤と挑戦をしたうえでクライエントが到達できたゴールのひとつであり、その背中を心が折れないよう支え一緒に挑戦していくのが私たち専門職の役割ではないだろうか。そのためには病院と地域のリハスタッフや多職種との連携が必要であり、特に退院支援は大きなターニングポイントとなる。また、基本的なバリアフリーや建築の知識と技術を知ることも必要だ。専門職として、具体的な解決方法を提案できることやさまざまな事例の蓄積も必要である。また、時代や社会、当事者が求める潜在的なニーズを具現化していく役割も求められている。プレッシャーに感じるかもしれないが、安心してほしい。これらの内容は既に本書に書かれている。

最も気をつけなければならないのが、思考停止に陥ることである。経験を積むほど、目の前の当事者を知らず知らずのうちに、以前経験した誰かのパターンに押し込みがちになる。しかし私たちが目指すのは1人ひとり異なる暮らしの実現であり、マイナスからプラスへ転換する「暮らしのリノベーション」である。私たち専門職自身が広く多角的な視点を持ち、想像を超えるゴールの実現を楽しんでいきたい。

暮らしのリノベーションとは

保坂　和輝

作業療法士として患者やクライエント、そして家族と関わった時間を後で振り返ることがある。話した内容や、患者やクライエントはどのような想いをもって話をしていたのか。楽しいこと、辛いこと、不安なことなど、さまざまな想いが入り混じり、話を振り返ることによって気付かされることもある。実は、その1つひとつの会話を紐解くことにより、その人の暮らしを知るヒントが隠されていたり、暮らしが見えてくることもある。暮らしとは、人の想いが積み重なって成り立っているのではないだろうか。想いが積み重なって成り立つ暮らしを知ることは、その人の生きざまや人生を垣間見ることにもつながるといえる。

　患者やクライエントにとって私たちが関わる期間は、その人の人生から考えてみれば、一瞬である。何十年も生きてきた中のほんの数ヵ月である。しかし、関わり方やその内容は、その人の人生を左右することにもつながりかねない。そのため、その一瞬に本気で関わることが私たちの使命であると考える。人生のほんの一瞬に、どれだけ真剣に向き合うことができるかどうかが、暮らしを考えることができるかどうかを左右する。真剣に向き合った人こそ"その人らしい暮らし"を再構築することになるリノベーションが可能となるのだ。

　誰もが、いつまでも健康で若いころと同じ生活を送れることを願っている。たとえ障害をもっても、老いていこうともそれも含めて自分の人生であると心から思ってほしい。
　そのためには、患者やクライエントが人生の岐路にたったとき、私たちがどのように手を差し伸べていくかが重要になる。いままでの暮らしを知ること、これからの暮らしを予想し、いまの機能と適合し、これからその人に関わり、支えていく人たちと情報や想いを共有しなければならない。どのように手を差し伸べてくべきか、その差し伸べた手が意味あるものなのか、それが最善の方法だと根拠を持っていえるよう、私は、少しでも患者やクライエントの「暮らし」に寄り添い、一緒にその岐路を考えていける人になりたいと思う。

～建築には「力」と「可能性」がある～
伊東　誠三

　戦後、深刻な住宅不足の対応するため「バラック住宅」から始まった「日本の住宅」は、戦後から高度経済成長の時代を経て平成の現在に至るまで、国民の住宅に対する意識の変化、またその形や性能など、さまざまな「事情」に対応しながら、その歴史と共にこれまで大きな変貌を遂げてきた。

　従来、日本の住宅は、住宅面積の絶対的な狭さ、木構造の影響により移動などの障害となる「床段差」の発生、伝統的な寸法基準である「尺貫法」による廊下の狭さなどにより室内移動の困難弊害がある。

　また、西洋文化の導入により「家具の多用」や「開きドア」の使用、トイレ浴室洗面などは「バスルーム」とした一体空間としてつくられてきた、北欧米の住宅とは異なり、狭い日本の住宅では、小空間に小分けされた使い難く狭い水廻りなどになっていた。

　建築当時は「普通で」何も感じなかった数えきれないほどの「バリア」を、我々建築業者はそうした意識もなく、現代そこに暮らす高齢者にとって、大変住み難い「粗悪な住宅」を、これまで数多く造ってきた歴史がある。

　一般に建築でいう「リフォーム」とは、基本的に壊れていたり、汚れていたり、老朽化している部分を直したり、きれいにしたりと、元来の持っている形や機能を「元に戻す」のことをいう。

　一方、リノベーションとは、その性能や機能を向上させ「一新して元から作り変え、その価値を高める」という分類や定義がなされている。

　「暮らしの変化や身体の変化とともに変わる」そこに住む人の暮らしに合わせ、本人や家族の想いを形にして創りかえることがリノベーションである。

　現在、団塊の世代が 75 歳以上となる 2025 年に向け、健康リスクの高い後期高齢者やひとり暮らし高齢者、認知症の高齢者の増加が予想されている。「高齢になっても、その人らしく生き生きと暮らす」ためには、医療、介護、予防、生活支援の充実と共に「住まい」もしっかりと創り上げていかなくてはいけない。

　「住み慣れた地域で安心して暮らす」という「当たり前」を、垣根を超えた他職種連携で「当たり前」に創る時代が来ることを願っている。

　　　　　建築には「力」と「可能性」がある。
　　　　　「ソコのトコロ」大事である。

池田由里子（いけだ　ゆりこ）

1990年、鹿児島大学医療技術短期大学部理学療法学科卒業後、医療法人社団寿量会熊本機能病院にて理学療法士として勤務。

　その後インテリアコーディネーター資格を取得し、病院や老人ホームなどを多く手がける建築設計事務所（熊本市）、高齢者向け北欧福祉家具輸入販売会社（東京都）を経て、2008年8月、株式会社リハブインテリアズを設立。インテリアコンサルティング、デザイン、セミナーなど医療福祉施設におけるインテリアリハビリテーション®の普及、実践のため日本全国で活動中。

■会社概要

商　　号	株式会社 リハブインテリアズ
代　　表	代表取締役　池田由里子
所 在 地	オフィス＆セミナールーム
	〒862-0963 熊本県熊本市南区出仲間 8-5-33
	ジェネフィット・ジャパンビル 301
設　　立	2008年8月
業 務 内 容	医療福祉施設のインテリアコンサルティング、デザイン、職員研修。左記に関する執筆、講演、インテリアリハビリテーション研究会の運営
W E B	http://www.rehab-interiors.com
B L O G	http://www.rehab-interiors.com/blog/
Twitter	http://twitter.com/yurikoikeda
Facebook	https://www.facebook.com/rehab.interiors

■資　格
理学療法士
インテリアコーディネーター
整理収納アドバイザー1級
整理収納アドバイザー2級認定講師
2級カラーコーディネーター
ハート＆カラーインストラクター
介護支援専門員
福祉用具プランナー
福祉住環境コーディネーター2級　他

■所属団体
日本理学療法士協会
熊本県理学療法士会
インテリアリハビリテーション®研究会

久保田好正（くぼた　よしまさ）

1996年、作業療法士として山梨県の甲州リハビリテーショングループに就職。病院で10年勤務し、退院支援や法人の枠を超えたシーティングの導入を行う。その後、訪問リハ事業所の立ち上げや入所・通所の業務を行うなど、医療保険・介護保険の高齢者リハを網羅した。同時に働きながら、京都造形芸術大学の建築デザイン科（通信課程）に入学し、建築・デザイン・ソーシャルデザインへと視野を広げる。卒業の後、二級建築士試験に合格。

　2010年、地域での可能性を探ろうとフリーランスとして独立。市町村での訪問型介護予防事業など介護予防事業に関わる。また、介護現場の中堅を対象とした自立支援・個別対応の視点から「介護の現場を面白くするリハビリテーション」の研修、地域で活動したいリハ専門職を対象とした解体住宅で解剖して住宅改修を学ぶ「住宅解剖論」などを開催した。

　2014年、高齢社会を面白くするデザイン会社、「株式会社　斬新社」を設立、代表取締役に就任。境界を超えた高齢社会を面白くする提案家として活動を開始。現在に至る。

■会社概要

商　　号	株式会社　斬新社®
代　　表	代表取締役　久保田好正
所 在 地	〒400-0862　山梨県甲府市朝気二丁目 1-4-3
連 絡 先	TEL 055-269-5748　FAX 055-269-5749
E - m a i l	info@zanshinsya.com
設　　立	2014年1月8日
業 務 内 容	高齢社会を面白くするデザイン会社、ソーシャルデイひと花（活動と参加・生きがいづくりに特化した通所介護）、RehaBank（市町村の介護予防事業の開発、コンサルティング）、セミナー・コンサルティング（企業・職能団体向け）、花茶園（薬剤師によるハーブティー専門店）
W E B	www.zanshinsya.com
B L O G	http://zanshin.club

■資　格
作業療法士
二級建築士
介護支援専門員
インテリアコーディネーター
福祉用具プランナー
福祉住環境コーディネーター2級
山梨県密着アドバイザー（地域づくり介護予防推進支援事業）

■所属団体
日本作業療法士協会
山梨県作業療法士会
日本ボカ学会